CRIMINALITÉ
ET TROUBLES MENTAUX

Collection « Criminologie »
dirigée par Robert Cario

La criminologie apparaît comme un champ pluri et transdisciplinaire de connaissances, d'investigations, d'expertises et de traitement qui peine à être reconnu en France. Principalement mise en œuvre dans le domaine de la prévention, elle occupe également, au cas d'échec, une place prépondérante dans le procès pénal. Plus largement encore, la criminologie contribue à la restauration psychologique et sociale des protagonistes, dans l'endroit comme dans l'envers du crime.

Dans de nombreux pays, la discipline fait l'objet d'enseignements, de recherches et d'applications à la mesure de la complexité du phénomène criminel qui la nourrit. Dans d'autres encore, la profession de criminologue s'inscrit en totale harmonie avec les métiers de la justice, de la médecine, de la psychologie et du social.

La présente collection ambitionne de rassembler des ouvrages scientifiques et des travaux de terrain, appuyés tant sur les théories dominantes que sur les bonnes pratiques en agressologie ou victimologie, à l'intention de publics variés : étudiants, enseignants, chercheurs, magistrats, praticiens de toutes disciplines confrontés aux problématiques délinquantes, citoyens épris de justice.

Derniers ouvrages parus

Jean Motte dit Falisse et Franck Ludwiczak (dir.), *De la récidive et du pardon. À la croisée des chemins du destin*, 2021.
B. Van Liel, *Pour une anthropologie complexe du crime*, 2020.
Rolande Chazot et Franck Violet (dir.), *La souffrance en prison*, 2020.
S. Charbonneau, C. Rossi, *La médiation relationnelle. Rencontres de dialogue et justice réparatrice*, 2020.
Y. Gérin, *La clinique des agresseurs sexuels au défi du dispositif pénal*, 2020.

Angéline Artus

CRIMINALITÉ ET TROUBLES MENTAUX

Préface d'Anne-Blandine Caire

L'Harmattan

5-7, rue de l'Ecole-Polytechnique, 75005 Paris
http://www.editions-harmattan.fr
ISBN : 978-2-14-034455-8
EAN : 9782140344558

REMERCIEMENTS

À ma directrice de mémoire,
Madame le Professeur Anne-Blandine Caire

Vous avez été d'un soutien sans faille au long de mes deux années de Master. En plus de vos précieux enseignements, vous avez toujours été à l'écoute de chacun de vos élèves.

Je vous remercie infiniment d'avoir répondu à mes interrogations et parfois même à mes doutes. Ces deux années à vos côtés m'ont redonné confiance en moi et en la poursuite de mes études.

En espérant vous faire honneur avec ce mémoire sur un sujet qui nous lie, s'agissant d'une passion commune.

À mes parents,

Les héros de ma vie,

Je resterai toujours la petite fille émerveillée devant tant de culture, d'intelligence et de bonté. J'espère un jour vous égaler, vous, mes deux modèles ;

Mes piliers. Je vous suis reconnaissante à vie pour tout ce que vous avez fait pour moi. Sachez que vous avez été plus qu'à la hauteur et m'avez tout appris.

Je n'en serai pas là sans vous et vous dédie ce manuscrit.

PRÉFACE

Classique et récurrent, le problème des liens qui unissent criminalité et troubles mentaux fait en quelque sorte partie des topiques du droit pénal et de la criminologie. Fréquemment placé au centre de l'attention par des faits divers médiatiques, ce thème soulève dans son sillage de multiples interrogations. Citons-en quelques-unes afin de cerner l'ampleur du débat.

Il est par exemple possible de se demander s'il existe un véritable rapport de causalité entre délinquance et troubles mentaux[1]. Un lien empirique et une corrélation statistique ont certes pu être mis en évidence[2], mais le constat d'une réelle relation causale est plus difficile à dresser, et ce, alors même qu'il pourrait avoir une importance capitale en termes de prévention et de politique criminelle. Encore faudrait-il parvenir à déterminer dans quel sens joue la causalité : les troubles mentaux sont-ils la cause ou la conséquence de la délinquance ?

D'autres problèmes du même ordre sont tout aussi difficiles à résoudre quand on s'intéresse au passage à l'acte criminel : c'est le cas de la différence entre le normal et le pathologique[3]. On pourrait également sonder les points communs entre dangerosité psychiatrique et dangerosité criminologique. En 2005, le rapport Burgelin[4] avait proposé de définir la première comme « *un*

---

[1] Jean-Louis SENON *et al.*, « Les malades mentaux sont-ils plus violents que les citoyens ordinaires ? », *L'information psychiatrique*, vol. 82, n° 8, 2006, pp. 645-652.

[2] Voy. ntmt : Gilles CÔTÉ et Anne CROCKER, « 11. Troubles mentaux et comportement violent : de la dangerosité à l'évaluation et à la gestion du risque », *in Traité de criminologie empirique*, Presses de l'Université de Montréal, Montréal, 2010.

[3] Sur ce point, voy. ntmt : Annie BEZIZ-AYACHE et Magali RAVIT, *Fiches de criminologie*, n° 25, pp. 195-198, Ellipses, 2021.

[4] Commission Santé-Justice, *Santé, justice et dangerosités : pour une meilleure prévention de la récidive*, 6 juillet 2005, Doc. fr., 2005 ; *adde*, Elodie NADJAR et Pierre LEMOUSSU, « Rapport Burgelin : des propositions en vue d'une meilleure prévention de la récidive », *AJ pénal*, 2005, p. 319.

phénomène psychosocial caractérisé par les indices révélateurs de la grande probabilité de commettre une infraction contre les personnes ou les biens », tandis qu'il envisageait la seconde comme « *un risque de passage à l'acte principalement lié à un trouble mental* ». La dangerosité[1] des personnes atteintes d'un trouble mental se présente donc comme un point central de la réflexion, point qui soulève une nouvelle série de questions. Quelle est la responsabilité pénale des personnes atteintes d'un trouble mental lors du passage à l'acte ?[2] Le trouble mental est-il suffisant pour justifier une privation de liberté ? Le trouble mental est-il une déviance[3] qui mène à la délinquance ? Quelle prise en charge faut-il réserver aux criminels atteints de troubles mentaux ? Quel éclairage la psychiatrie et la psychologie peuvent-elles apporter sur le passage à l'acte ?

En définitive, la liste des problématiques juridiques et criminologiques soulevées par la thématique semble quasiment infinie tandis qu'une littérature pluridisciplinaire nourrit la réflexion[4]. Avant de s'y plonger, il pourra s'avérer utile de faire un détour par l'opuscule très didactique de Madame ARTUS. D'une plume précise et concise, l'autrice a en effet su synthétiser et rendre accessible ce sujet éminemment délicat. Son travail de vulgarisation permettra sans nul doute une première approche

---

[1] Sur la dangerosité, voy. ntmt : Geneviève GIUDICELLI-DELAGE et Christine LAZERGES. *La dangerosité saisie par le droit pénal,* Presses universitaires de France, 2011 ; Pierre-Jérôme DELAGE, « La dangerosité comme éclipse de l'imputabilité et de la dignité », *RSC* 2007, p. 797 sq. ; Christine LAZERGES, « Le choix de la fuite en avant au nom de la dangerosité. Les lois 1, 2, 3, 4, 5, etc. sur la prévention et la répression de la récidive », *RSC* 2012, p. 274 sq.

[2] Voy. ntmt : Laurence LETURMY, « La pénalisation des personnes atteintes de troubles mentaux », *AJ pénal*, 2018, pp. 491 sq.

[3] Sur les liens entre déviance et troubles mentaux, voy. ntmt : Henri DORVIL, « La maladie mentale comme problème social », *Service social*, 1990, vol. 39, n° 2, pp. 44-58.

[4] Pour une vision globale du sujet, voy. : Évelyne BONIS, « Troubles psychiques – Malades mentaux », *Répertoire de droit pénal et de procédure pénale* (oct. 2018, actualisation fév. 2023).

indispensable à ceux qui entendent se pencher sur les relations entre criminalité et troubles mentaux.

Anne-Blandine CAIRE

Professeur de droit privé et de sciences criminelles

SOMMAIRE

INTRODUCTION

« **De l'homme à l'homme vrai, le chemin passe par l'homme fou.** », **M. FOUCAULT**

La méconnaissance d'une chose induit la crainte de celle-ci. Qui n'a pas déjà entendu parler de maladie mentale sans forcément rechercher de quoi il s'agit ? Très peu de gens se soucient aujourd'hui du sort des malades mentaux. Dans la plupart des mentalités, les personnes atteintes de troubles mentaux sont considérées dangereuses.

Pourtant, en approchant de plus près la maladie mentale, nous nous sommes rendu compte que les personnes qui en sont atteintes sont en grande souffrance. Celles-ci ne cessent d'être stigmatisées et marginalisées par la société.

Plutôt que d'aider les personnes atteintes d'affections mentales, beaucoup semblent rejeter ceux qu'ils appellent les « fous », notion on ne peut plus déshumanisante. Et lorsqu'une personne atteinte de troubles mentaux commet un acte criminel, cela conforte le rejet qu'elle a subi tout au long de sa vie. De là, l'assimilation de la maladie mentale à la criminalité se généralise, alors qu'il s'agit en réalité de deux notions bien distinctes. Pour nous, la thèse selon laquelle tout criminel est un malade mental et inversement est erronée.

Avant de soulever les différentes problématiques rencontrées lors de ce travail de recherche, il semble intéressant d'avoir un bref aperçu de l'appréhension historique et sociale des malades mentaux.

Au Moyen-Âge, la maladie mentale était interprétée en termes de péché ou de possession démoniaque. Les malades connaissaient le même traitement que les hérétiques. Il arrivait qu'ils soient mis sur un bateau laissé à la dérive et seuls ceux qui survivaient étaient considérés comme dignes de vivre. Dans ce contexte, les traitements étaient « limités à la réclusion dans les communautés religieuses […][1] ». En effet, le Christianisme avait une très grande

---

[1] P. SIVADON, *MALADIES MENTALES*, Encyclopædia Universalis (en ligne). Consulté le 1er novembre 2022, à l'adresse :

influence et répandait la « culture de la faute ». La maladie était un châtiment. Cependant, grâce tout de même à la notion de charité, les premiers hospices sont apparus autour du XIIIe siècle.

Pendant la Renaissance, la folie commence tout juste à devenir un objet d'études. Ce n'est qu'au XVIIIe siècle, siècle des Lumières, que l'on voit véritablement apparaitre les premiers traitements plus ou moins efficaces comme le traitement cathartique. Grâce à la naissance de mouvements philanthropiques, une circulaire de 1785 instaure enfin la prise en charge des « insensés » dans des asiles spécialisés. Le « fou » devient peu à peu un sujet et les scientifiques s'aperçoivent que « chez les aliénés il y a une part de raison à laquelle le traitement s'adresse ». À titre d'exemple, ce début de considération a permis l'abolition en 1795 des chaînes qui étaient mises aux malades au sein de l'Hospice de la Salpêtrière.

Au XIXe siècle, la loi du 30 juin 1838 sur l'enfermement des aliénés impose à chaque département de disposer d'un asile. C'est désormais l'autorité publique qui gère le contrôle et l'admission des aliénés. On voit aussi apparaitre la communauté thérapeutique d'Esquirol qui tend à ce que patients et docteurs vivent ensemble, mangent à la même table et participent ensemble à des activités. Bien que cette idée s'avère être un échec à l'époque, nous verrons qu'elle semble aujourd'hui reprise en partie, au sein des institutions spécialisées dans lesquelles le personnel infirmier partage des moments de vie avec les patients.

Enfin, au XXe siècle, c'est la naissance de la psychologie de l'Inconscient et de la psychanalyse de Freud. Beaucoup de recherches sont axées sur le cerveau. Ainsi, les nouveaux traitements qui sont expérimentés sont les électrochocs, la lobotomie ou encore les cures de sommeil. L'avancée la plus marquante de cette période demeure la découverte des médicaments psychotropes tels que les antidépresseurs, les tranquillisants et les neuroleptiques.

Toutefois, en dépit de ces évolutions, les personnes atteintes de troubles mentaux demeurent perçues comme des personnes dangereuses et violentes. Cela est notamment dû aux médias qui relayent plusieurs faits divers exposant des crimes commis par ceux qu'ils qualifient de « déséquilibrés ». Dès lors, une des

---

https://www.universalis.fr/encyclopedie/maladies-mentales/3-le-sort-des-malades-mentaux-avant-le-xxe-siecle/

premières questions soulevées dans notre travail est de savoir si les malades mentaux sont réellement violents ? À proprement parler, la violence est « l'acte par lequel s'exerce la force, qu'elle soit physique ou morale[1] », et qui occasionne des traumatismes chez les personnes qui en sont victimes. La violence peut alors consister en le fait de frapper autrui, de le menacer ou bien même de frapper dans des murs et de s'en prendre aux objets. Nous verrons que la violence sur autrui occasionnée par les personnes atteintes de pathologies mentales est très faible en réalité.

Pour aller plus loin et répondre aux différentes interrogations soulevées par notre sujet, il apparait comme nécessaire de procéder à quelques précisions terminologiques. Il faut d'abord retenir que les termes de maladie mentale et de troubles mentaux sont synonymes. « Ils impliquent l'existence de symptômes ou de comportements cliniquement reconnaissables associés dans la plupart des cas à la détresse et à la perturbation des fonctions personnelles[2] ». En d'autres termes, ces symptômes ont un effet négatif sur la santé mentale, définie par l'Organisation mondiale de la santé (OMS) comme un « état complet de bien-être physique, mental et social qui n'est pas uniquement connu comme l'absence de maladie ou d'invalidité[3] ». Cela veut dire qu'il est aussi possible de souffrir à cause d'une pathologie psychique, même si c'est bien plus difficile à comprendre pour certains que lorsqu'il s'agit d'un cancer ou d'une maladie apparente. La santé mentale recouvre la notion de Bonheur à proprement parler, dans tout ce qu'il contient.

---

[1] Audition publique, *Dangerosité psychiatrique : étude et évaluation des facteurs de risque de violence hétéro-agressive chez les personnes ayant des troubles schizophréniques ou des troubles de l'humeur*, Rapport d'orientation de la Commission d'audition de la HAS de Mars 2011 (en ligne). Consulté le 1er novembre 2022, à l'adresse
https://www.has-sante.fr/upload/docs/application/pdf/2011-07/evaluation_de_la_dangerosite_psychiatrique_-_rapport_dorientation.pdf

[2] N. BATIS, chargée d'études et d'analyses et C. LEMIERE, Secrétaire générale ASPH, *Santé mentale, maladie mentale, trouble mental : Mais de quoi parle-t-on ?* (10 juillet 2014), Consulté le 1er novembre 2022 à l'adresse https://psychaanalyse.com/

[3] *Santé mentale,* mis à jour le 8 octobre 2021, Santé publique France. Consulté le 1er novembre 2022, à l'adresse
https://www.santepubliquefrance.fr/maladies-et-traumatismes/sante-mentale

Qui peut se dire heureux en étant considéré comme un être anormal par le reste de la population et en étant regardé comme un monstre ? L'anormal, c'est ce qu'une petite catégorie de personnes ne fait pas contrairement à la majorité. Bien que les références aux démons et aux sorcières aient peu à peu disparu, les symptômes de la maladie mentale ont toujours été perçus comme dangereux mais surtout, comme incurables. Là non plus, nous ne sommes pas de cet avis.

La stigmatisation demeure injustement, et au même titre que les marginaux ou les étrangers, les « anormaux » ont toujours provoqué malgré eux méfiance et crainte. Une fois leur entrée en psychiatrie, et *a fortiori* après le premier diagnostic posé sur eux, ils ont beaucoup de mal à s'en défaire. « L'Enfer c'est les autres[1] » comme le disait Jean-Paul Sartre. S'il existe tout de même quelques soins appropriés, la vision négative portée sur le malade mental l'enferme dans sa maladie. De même, l'enfermement et les mécanismes qui existent au sein des hôpitaux psychiatriques isolent souvent le patient dans sa maladie, l'infantilisent.

Tout au long de ce travail, nous nous efforcerons à défaire un par un les préjugés qui existent autour de la maladie mentale, notamment celui qui tend à l'impliquer à un degré trop élevé dans la criminalité. Tous les individus qui transgressent la norme ne sont pas forcément des malades. La déviance seule ne constituant pas un trouble mental.

À l'occasion de ce mémoire, nous jouerons le jeu en partant à la recherche de l'éventuelle influence des troubles mentaux dans le passage à l'acte criminel. Le crime se définit comme une infraction grave punissable par la Loi d'une peine afflictive ou infamante. Le crime en droit français vise notamment les homicides et les viols. Deux actes faisant également l'objet d'une réprobation sociale.

Nous présenterons d'abord les troubles mentaux suspectés d'être à plus haut potentiel criminogène. Nous tenterons ensuite de démontrer que les liens entre la criminalité et les maladies mentales ne sont en rien systématiques, ils sont même plutôt exceptionnels.

---

[1] J.-P. SARTRE (1944). *Huis clos : Pièce en un acte* (Editions Gallimard, 2019).

Lorsque nous avons questionné ce rapport en partant de la maladie mentale comme cause éventuelle de la criminalité, il nous est ensuite apparu opportun de prendre le versant de notre sujet. Si ces rapports sont rares et incertains, nous avons soulevé par la suite la question de savoir comment c'est le passage à l'acte en lui-même qui pouvait occasionner des troubles mentaux ? Comment des individus *a priori* indemnes de toute pathologie mentale ont-ils pu basculer dans la monstruosité ? Et surtout, pour quelles raisons ? Nous ferons le constat selon lequel la criminalité engendre la criminalité, et cette dernière à répétition engendre de multiples traumatismes.

Par ailleurs, la prison qui intervient après un premier passage à l'acte révélé s'avère également traumatisante. Elle semble ancrer les détenus dans la criminalité plutôt que de participer à leur réintégration et apparait dès lors comme une fatalité. Si nous avons l'air de nous éloigner de notre sujet, nous pensons que les effets de l'enfermement sont les mêmes qu'il s'agisse du milieu carcéral ou de la psychiatrie. C'est aujourd'hui un remède nécessaire mais qui semble pourtant à bout de force. Peut-être faut-il le moderniser et cesser de le laisser se suffire à lui-même ?

Afin de trouver des réponses à ces nombreuses questions, nous interrogerons les différentes théories sur les malades mentaux criminels en évoquant d'abord de manière générale les profils-types qui ont été dégagés au cours de l'Histoire. De la phrénologie à la sociologie moderne, nous étudierons les divers facteurs de criminalité en soutenant que ce sont les facteurs sociaux qui sont les plus prédominants dans le passage à l'acte. Comme nous l'avons dit précédemment, nous verrons que la criminalité occasionnée par la maladie mentale est vraiment exceptionnelle. Les maux de la société engendrent frustration et injustice. Ils se révèlent ainsi bien plus dangereux que n'importe quelle pathologie mentale seule.

Pour cette raison, nous dégagerons finalement plusieurs solutions allant d'une meilleure prise en charge par le Gouvernement à la fin de l'abandon des populations défavorisées. Mais nous aurons également l'occasion de recommander fermement la déstigmatisation des malades mentaux.

Car au final, criminels et malades mentaux peuvent se rejoindre sur un point : ils sont le produit d'un vécu, d'une société. « On parle d'hommes, de femmes, d'enfants en souffrance qui doivent se battre au quotidien pour s'adapter à l'environnement parfois hostile, pour ne pas perdre leur emploi, pour ne pas se voir coller l'étiquette de fous ou d'attardés, pour ne pas être victimes de discrimination, pour ne pas être maltraités [1]».

De ces diverses manières et par l'approche de toutes ces sous-problématiques, nous espérons répondre à la problématique principale de notre mémoire qui consiste à savoir si la maladie mentale a une véritable influence sur la criminalité.

[1] N. BATIS, chargée d'études et d'analyses et C. LEMIERE, Secrétaire générale ASPH, *Santé mentale, maladie mentale, trouble mental : Mais de quoi parle-t-on ?* (10 juillet 2014), Consulté le 1er novembre 2022 à l'adresse https://psychaanalyse.com/

PREMIÈRE PARTIE

Les rapports incertains entre criminalité et troubles mentaux

Avant de pouvoir affirmer, ou au contraire, réfuter l'incidence directe des maladies mentales sur la criminalité, il convient d'abord de définir les maladies pouvant éventuellement être impliquées dans un passage à l'acte (Chapitre 1).

Nous abordons ensuite l'envers de notre sujet ; autrement dit, nous cherchons si le fait de passer à l'acte criminel peut déclencher une maladie mentale chez son auteur (Chapitre 2).

Chapitre 1 : approche générale de la maladie mentale à l'origine de l'acte criminel

Nous appréhendons notre développement en traitant d'abord de la classification des maladies mentales pouvant éventuellement être à l'origine d'un passage à l'acte criminel (section I).

Par ailleurs, nous soulevons l'interrogation qui consiste à savoir si les liens entre le fait criminel et les maladies évoquées sont, ou non, systématiques (section II).

Section 1 : la classification des troubles mentaux en fonction de leur potentiel criminogène

Selon l'étude « *national epidemiologic survey on alcohol and related conditions (NESARC)* » dans les années 2001-2002 de E. Elbogen et S. Johnson faite sur un groupe de 34 653 personnes, « les patients avec une maladie mentale sévère telle que la schizophrénie, les troubles bipolaires ou la dépression majeure avaient une probabilité significativement plus élevée d'avoir des antécédents de violence que les personnes indemnes ». *A contrario*, s'agissant du crime ultime qu'est l'homicide, il y en aurait moins de 1 % qui serait commis par des personnes souffrant d'un trouble grave de la santé mentale selon J.L. Senon en 2007.

Nous allons d'abord présenter ces maladies, et tout au long de cet ouvrage, nous nous attèlerons à vérifier ces affirmations. Il s'agit d'étudier en premier lieu les maladies psychiatriques (Paragraphe 1). Nous allons étudier par la suite d'autres affections mentales plus fréquemment rencontrées sous la dénomination de « troubles graves de la personnalité » (Paragraphe 2). Si nous attachons autant d'importance à la définition de ces maladies, c'est parce qu'elles sont jugées potentiellement criminogènes. Il faut nécessairement les cerner afin de pouvoir mieux répondre à cette hypothèse.

Paragraphe 1 : Les maladies psychiatriques hypothétiquement criminogènes

Au sein de ce paragraphe, nous nous attachons seulement à la définition des maladies potentiellement criminogènes. Notre tentative de lien entre ces pathologies et la criminalité figure plus loin dans notre développement et ne s'attache qu'à celles qui sont désignées les plus criminogènes par différentes études.

En effet, ce supposé lien apparait dans la partie 2 de notre recherche, plus précisément dans la sous-partie intitulée : « A. Les liens établis entre la criminalité et les maladies au plus haut potentiel criminogène OU « des rapports certains établis entre la criminalité et les maladies à plus haut potentiel criminogène ».

Le présent paragraphe tend à la définition des psychoses (A) et à la définition des troubles de l'humeur (B). Ils font tous partie des pathologies psychiatriques soupçonnées d'être des plus en lien avec la criminalité, ce que nous vérifierons postérieurement.

A. Les psychoses ou troubles psychotiques

Parmi les psychoses, il y a les psychoses dites « aiguës » au sein desquelles l'état délirant régresse en moins de six mois. À titre d'exemple, on peut citer brièvement celle du post-partum.

Ce que nous aborderons exclusivement fait partie de l'autre catégorie de psychoses, à savoir les psychoses « chroniques », qu'elles soient dissociatives comme la schizophrénie ou non dissociatives comme les délires paranoïaques. Ces dernières sont d'évolution supérieure à six mois et se manifestent durant la vie entière. Quand les symptômes durent entre 1 jour et 1 mois, on parle de « trouble psychotique bref ». Quand ils durent entre 1 mois et 6 mois, il s'agit de « trouble délirant » (1). Au-delà de six mois, on parle alors de « schizophrénie » (2).

1) Les délires paranoïaques

Le terme « paranoïa » provient du grec « esprit posé à côté ». Selon le DSM-5[1], la paranoïa relève d'une « méfiance soupçonneuse envahissante envers les autres dont les intentions sont interprétées comme malveillantes, qui apparait au début de l'âge adulte et est présente dans divers contextes […] ».

Les délires paranoïaques peuvent apparaitre chez des individus entre l'âge de 35 et 55 ans. Il s'agit d'un délire chronique systématisé et d'une psychose non-dissociative, ce qui la distingue de la schizophrénie. Il se développe le plus souvent sur des personnalités particulières dites personnalités « paranoïaques ». Le DSM-5 en a répertorié les diverses manifestations qui sont les suivantes :

- « Le sujet s'attend sans raison suffisante à ce que les autres l'exploitent, lui nuisent ou le trompent ;
- Est préoccupé par des doutes injustifiés concernant la loyauté ou la fidélité de ses amis ou ses associés ;
- Est réticent à se confier à autrui en raison d'une crainte injustifiée que l'information soit utilisée de manière perfide contre lui ;

[1] DSM-5 : *Diagnostic and Statistical Manual of Mental Disorders*, 5th Edition (2022). Generic Tyzek.

- Discerne des significations cachées, humiliantes ou menaçantes dans des commentaires ou des évènements anodins ;

- Garde rancune (ne pardonne pas d'être blessé, insulté ou dédaigné) ;

- Perçoit des attaques contre sa personne ou sa réputation, alors que ce n'est pas apparent pour les autres, et est prompt à la contre-attaque ou réagit avec colère ;

- Met en doute de manière répétée et sans justification la fidélité de son conjoint ou de son partenaire sexuel. »

Les mécanismes régissant un délire paranoïaque relèvent soit d'interprétations à savoir des explications erronées sur les faits réels, soit d'intuitions. Pour ces dernières, il s'agit d'idées fausses qui sont considérées comme réelles et vraies par l'individu. Les délires paranoïaques peuvent également s'orienter vers différents thèmes. Ainsi, l'idée délirante peut voir le jour à travers une jalousie excessive, une somatisation (c'est-à-dire que l'individu a des sensations corporelles imaginaires), ou encore à travers un sentiment injustifié de persécution.

Parmi les délires paranoïaques, il y a d'abord les délires dits « passionnels » qui sont centrés sur un seul et même thème. Ceux-ci peuvent donner lieu à des subdivisions qui sont les suivantes : délires de revendication (conviction délirante d'avoir subi un préjudice, suivie par procès multiples), délires érotomaniaques (conviction délirante d'être aimé par une personne) et délires de jalousie (conviction délirante d'être trompé dans sa relation amoureuse). Ensuite, on trouve le délire dit « d'interprétation ». Celui-ci est centré autour de plusieurs idées et évolue progressivement c'est-à-dire que le sujet se sent de plus en plus persécuté. Enfin, il existe le délire dit de « relation des sensitifs », lequel implique chez le sujet un sentiment de honte et d'infériorité par rapport à des moqueries dont il se croit victime. [1]

En outre, il convient de signaler que ces délires ne surviennent pas forcément pendant l'évolution d'une schizophrénie, d'un trouble bipolaire ou d'un trouble dépressif. Autrement dit, ces troubles délirants peuvent faire l'objet d'un

[1] F.TROMMENSCHLAGER, *La personnalité « paranoïaque »* (10 janvier 2015). Consulté le 2 novembre 2022, à l'adresse http://www.psy-luxeuil.fr/article-la-personnalite-paranoiaque-101764985.html

diagnostic autonome. [1] Cependant, le diagnostic de cette pathologie est vraiment difficile à établir car « le sujet garde une apparente normalité »[2].

Au sein des facteurs de risque en lien avec les délires paranoïaques, l'appartenance à une classe socio-économique faible serait prédisposant(e). En outre, on observe que l'alcool peut avoir un effet incubateur.

S'agissant (brièvement) de la dangerosité des individus paranoïaques, ce qui est le plus souvent à l'origine de leur passage à l'acte c'est un sentiment élevé de persécution. « Si le sujet pense que quelqu'un peut nuire à sa personne, à ses biens ou à sa famille », cela peut le conduire à vouloir tuer son « persécuteur »[3].

Le traitement des délires paranoïaques repose sur l'association de deux éléments. D'une part, la prise de médicaments de diverses sortes. Il peut s'agir de neuroleptiques, d'antidépresseurs ou de lithium selon les cas. Ils aident ainsi à diminuer le délire en agissant sur le cerveau.

D'autre part, il convient que l'individu assiste à une psychothérapie individuelle ou de groupe. Les recommandations adressées aux psychothérapeutes préconisent de ne pas trop critiquer le délire, au risque d'être à leur tour considérés comme des persécuteurs. Ils ne doivent pas non plus adhérer au délire car cela peut consolider le trouble, voire favoriser un éventuel passage à l'acte. De même, il leur est conseillé d'avoir des propos très explicites, d'éviter l'ironie ou les plaisanteries.

Si cette association de soins médicamenteux et thérapeutiques ne parvient pas aux résultats escomptés, le malade peut être hospitalisé en service psychiatrique. Cette hospitalisation peut être exercée par la contrainte. Dans ce cas, les paranoïaques contestent souvent leur hospitalisation, la considérant comme abusive.

En dernier lieu à propos du traitement, nous devons signaler qu'il peut y avoir des phases de rémission. En d'autres termes, on

---

[1] Mini DSM-5 *p. 283-284*

[2] I. GIRARD, *Les maladies psychiatriques dans le crime* (21 mars 2021), Psycho-Criminologie. Consulté le 2 novembre 2022 à l'adresse https://www.psycho-criminologie.com/2018/01/les-maladies-psychiatriques-dans-le-crime.html

[3] *Ibid.*

peut parvenir à une diminution passagère des symptômes au cours d'un suivi mais seulement si celui-ci est adéquat.

2) La Schizophrénie

La Schizophrénie s'entend d'une pathologie psychiatrique chronique[1] qui peut avoir des formes si variées que certains parlent « des schizophrénies ». Elle induit chez le malade une perte de l'unité psychique et ainsi, un « relâchement des associations entre les idées, les émotions et les attitudes. [2]» Selon la HAS[3], « La schizophrénie est une affection qui touche environ 1 % de la population, soit en France environ 600 000 personnes ».

De manière assez certaine, on peut dire que le trouble débute le plus souvent entre 15 et 25 ans. Il y aurait 10 % de la population qui serait porteuse du gène de schizophrénie mais seulement 1 % de la population en est malade.

Concernant les causes de la maladie, nombreuses sont celles qui sont avancées mais qui restent cependant incertaines. Les recherches permettent tout de même de dire que le défaut de circuits neuronaux du cerveau lié à cette maladie proviendrait de « l'interaction entre un terrain génétique et un stress (psychologique ou environnemental) »[4]. Ainsi, parmi les causes de cette maladie on peut évoquer l'altération du développement cérébral pendant la grossesse, par exemple suite à des complications dues à une grippe. On trouve également la consommation de substances psychogènes comme le cannabis et aussi les anomalies anatomiques au niveau du cerveau, comme l'augmentation de la taille des ventricules ou la diminution de la matière grise.

---

[1] État persistant et accablant

[2] Psycom - Santé Mentale Info. (s. d.). *Focus Psycom*. Consulté le 3 novembre 2022, à l'adresse http://www.psycom.org/actualites/focus-psycom/

[3] La Haute Autorité de Santé (HAS) est une autorité publique indépendante à caractère scientifique, créée par la loi du 13 août 2004 relative à l'Assurance maladie. Depuis le 1er avril 2018, son périmètre s'est élargi aux champs social et médico-social avec l'intégration de l'Agence nationale de l'évaluation et de la qualité des établissements et services sociaux et médico-sociaux (Anesm). La HAS envisage ainsi la santé dans sa globalité.

[4] Fédération pour la Recherche sur le Cerveau (FRC), *La Schizophrénie* (5 octobre 2020). Consulté le 3 novembre 2022, à l'adresse https://www.frcneurodon.org/la-schizophrenie/

Selon le DSM-5, la Schizophrénie commence à se manifester lorsque « le niveau de fonctionnement dans un domaine majeur tel que le travail, les relations interpersonnelles ou l'hygiène personnelle est passé en dessous du niveau atteint avant le début du trouble ». Autrement dit, les premiers signes de la maladie sont des troubles de l'attention, de la concentration et des fonctions permettant d'effectuer une tâche simple telle qu'une douche. On remarque également que la pensée devient floue ou discontinue.

Par ailleurs, la personne atteinte par ce trouble a un discours illogique avec, pour le langage, une perte de sa fonction de communication. Le malade a des sentiments totalement ambivalents, il peut sourire de manière immotivée et avoir une conduite totalement désorganisée voire absurde selon les psychiatres. Le DSM-5 fait la liste des symptômes « devant être présents dans une proportion significative de temps au cours d'une période d'un moins (ou moins en cas de traitement efficace) » pour parvenir à un diagnostic de schizophrénie et nous dit qu'« au moins l'un d'eux doit être présent ». Parmi ces symptômes on trouve : des idées délirantes, des hallucinations, un discours désorganisé (incohérences ou déraillements fréquents, un comportement grossièrement désorganisé ou catatonique et des symptômes négatifs (aboulie ou diminution de l'expression émotionnelle).

En outre, la Schizophrénie peut être présentée sous 3 pans différents : il y a d'abord des symptômes dits « négatifs ». Il s'agit d'un désinvestissement de la réalité, d'un repli progressif de la personne, de la diminution des capacités de penser, de parler et d'agir. À cela s'ajoute une perte d'expression émotionnelle (anhédonie). Il existe également des symptômes dits « positifs » qui impliquent un délire, une perception erronée de la réalité. La personne va avoir des hallucinations acoustico-verbales et voir des choses inexistantes pour l'œil d'autrui. Ce délire est flou, les idées délirantes n'ayant pas de lien entre elles. Le schizophrène a l'impression que ses idées lui échappent voire même que quelqu'un les guide. Pour certains, ce délire est à l'origine d'une forte angoisse alors que pour d'autres il est vécu dans l'indifférence. De même, certains peuvent ressentir un sentiment de persécution.

Enfin, concernant la dernière catégorie de symptômes, il s'agit de troubles cognitifs déjà évoqués tels que la désorganisation ou la dissociation de la pensée. Ce peut être un réel relâchement des associations entre les idées, les émotions et les attitudes. Cela donne naissance à des troubles de la mémoire, des troubles de l'attention et du fonctionnement. Le discours de la personne schizophrène peut être illogique donc difficile à saisir et elle peut faire part d'une ambivalence affective c'est-à-dire de sentiments placés aux antipodes.

La maladie fait son apparition par des bouffées délirantes aiguës avec des troubles de l'humeur ou une tentative de suicide. Il y a 10 à 15 % des patients qui se suicident au cours des premières années de la maladie. Elle peut se stabiliser au fil des années avec des « symptômes résiduels d'intensité variables ». L'amélioration du pronostic résulte de la stabilité du milieu familial, de la conscience de sa propre maladie et d'un suivi médical le plus précoce possible. Mais il y aurait 20 à 30 % des patients qui répondent peu au traitement[1].

On parle « des schizophrénies ». La prise en charge dépend alors du profil de chaque patient. Les traitements visent à l'amélioration de la vie des patients et peuvent aller jusqu'à une rémission durable. On trouve plusieurs types de traitement de la schizophrénie.

Le premier type de traitement est dit « biologique » ou médicamenteux. Il s'agit d'administrer des médicaments psychotropes comme les neuroleptiques, utilisés pour la première fois dans les années 1950 par la psychiatrie. Ils se sont révélés efficaces contre les angoisses profondes, les états d'agitation et les perturbations du fonctionnement psychique. Ils permettent de diminuer la souffrance vécue par les malades et par leurs proches, de diminuer le risque de suicide mais également de rétablir le fonctionnement psychique du point de vue relationnel et social. Ces médicaments ne sont pas curatifs : ils ne guérissent pas la schizophrénie mais permettent d'en amoindrir les symptômes. Pour la schizophrénie, peuvent être prescrits des antipsychotiques de première génération qui viennent atténuer les symptômes dits « positifs » comme les hallucinations. Les psychiatres admi-

[1] *Ibid.*

nistrent également aux patients schizophrènes des antipsychotiques de deuxième génération tendant à la réduction des différentes catégories de symptômes en général.

Le second type de traitement relève de psychothérapies. Il y a la thérapie de réhabilitation cognitive qui consiste en l'amélioration de certains troubles de l'attention et de la mémoire. L'autre exemple, ce sont les thérapies cognitivo-comportementales qui ont pour but d'aider le patient à réapprendre à avoir ou gérer des émotions. Elles peuvent contribuer à réduire les symptômes, notamment les symptômes délirants et réguler les émotions. En dernier lieu, on trouve des mesures sociales qui tendent à l'insertion sociale du patient, à son autonomisation et à l'amélioration de sa qualité de vie. Il existe des services d'accompagnement à la vie sociale ou d'accompagnement médicosocial pour adulte handicapé (SAMSAH). En outre, les psychiatres, psychologues ou infirmiers peuvent diriger des groupes d'aide au sein desquels ils amènent la famille du patient à mieux saisir les tenants et aboutissants de sa maladie. Enfin, les familles des malades ou les malades eux-mêmes peuvent se tourner vers des associations d'usagers qui mettent en place des groupes de parole et des lignes d'écoute téléphonique.

Il existe d'autres traitements beaucoup plus violents et pourtant très répandus dans les hôpitaux psychiatriques. On peut évoquer à ce titre la stimulation magnétique transcrânienne qui consiste en l'application d'un champ magnétique pendant quelques secondes sur une zone définie du cerveau. Celle-ci diminuerait le nombre d'hallucinations. Dans le même rang, on trouve l'électrochoc (sismothérapie ou électro convulsivothérapie) qui améliorerait la connectivité neuronale.

B. Les troubles de l'humeur

Les Docteurs Michel Bénézech et Patrick Le Bihan font la distinction entre les troubles de l'humeur et les troubles psychiques que nous avons étudiés ci-dessus[1]. Nous nous sommes donc aussi

---

[1] *Maladies mentales, violence, criminalité : les véritables chiffres* - par M. BENEZECH et P. LE BIHAN (s. d.). Consulté le 3 novembre 2022, à l'adresse

intéressés à ce que la notion de « troubles de l'humeur » peut recouvrir.

Dès lors, il nous faut aborder un à un le trouble bipolaire (1), la manie (2) et la mélancolie majeure (3).

1) Le trouble bipolaire (ou trouble maniaco-dépressif)

Le trouble bipolaire comporte à la fois des épisodes maniaques et dépressifs, c'est pourquoi il a aussi la dénomination de « trouble maniaco-dépressif ». En d'autres termes, la manie et la mélancolie se présentent par phases au sein de la bipolarité. Il faut ainsi bien avoir à l'esprit que la manie et la dépression (ou mélancolie) peuvent également être vécues de manière autonome, autrement dit en dehors de tout diagnostic de bipolarité.

Le trouble bipolaire survient généralement en grande partie chez des individus qui ont entre 15 à 25 ans. Ce trouble peut être scindé en deux. En effet, le DSM-5 distingue le trouble bipolaire I, du trouble bipolaire II.

Le premier est diagnostiqué lorsque la personne a vécu au moins un épisode maniaque perturbant son fonctionnement et des épisodes dépressifs. Le second est lui diagnostiqué lorsque l'individu a présenté des épisodes dépressifs majeurs et un épisode hypomaniaque, moins sévère que maniaque. Par ailleurs et afin qu'un diagnostic de trouble bipolaire soit établi, il faut nécessairement que les critères d'un épisode maniaque soient réunis. Il est donc indispensable de constater au cours de la vie de l'individu au moins un épisode maniaque ou hypomaniaque pour évoquer sa bipolarité.

Le DSM-5 définit l'épisode maniaque comme étant « une période délimitée durant laquelle l'humeur est élevée, expansive ou irritable de façon anormale et persistante, avec une augmentation anormale et persistante de l'activité orientée vers un but ou de l'énergie, persistant la plupart du temps, presque tous les jours pendant au moins une semaine ». Cet épisode maniaque succède la plupart du temps à des épisodes hypomaniaques ou dépressifs

---

https://www.forumpsy.net/t644-maladies-mentales-violence-criminalite-les-veritables-chiffres-par-michel-benezech-et-patrick-le-bihan

caractérisés. L'épisode hypomaniaque est défini de la même manière mais il est, lui, considéré comme moins sévère notamment car il s'observe seulement sur quatre jours.

Le délai entre le début d'un épisode et celui du suivant (soit la durée d'un cycle) varie selon les personnes et il n'y a qu'une minorité de personnes qui alternent sans cesse entre manie et dépression à chaque cycle. C'est-à-dire que la plupart du temps, l'un ou l'autre de ces troubles est prédominant. Les deux principaux symptômes de la bipolarité, que nous avons déjà fait apparaitre, sont la dépression et la manie. Ceux-ci « peuvent se manifester en cas notamment de taux élevés d'hormone thyroïdienne (hyperthyroïdie) », ou à l'occasion d'une consommation de drogues telles que la cocaïne ou les amphétamines[1].

Quant aux causes exactes du trouble bipolaire, elles restent encore incertaines. Il se trouve que l'hérédité peut jouer un rôle et le trouble bipolaire peut probablement apparaitre à la suite d'un évènement stressant, mais il n'y a aucune preuve scientifiquement établie à ce sujet. La cause qui est mise en avant le plus souvent est la mauvaise régulation de certaines substances produites par l'organisme, telles que la noradrénaline ou la sérotonine. Ces substances sont des neurotransmetteurs qu'utilisent les cellules nerveuses pour réguler l'humeur. Dès lors que les neurotransmetteurs ne fonctionnent pas, les émotions des individus peuvent en être grandement perturbées. Par exemple lorsque le taux de sérotonine est faible, le cerveau n'est plus apte à créer des pensées positives. L'individu ne perçoit alors la vie que sous un aspect négatif et se sent fortement abattu.

Par conséquent, les personnes bipolaires présentent un risque suicidaire important. On sait par exemple qu'au cours de la phase mélancolique, 25 à 30 % des patients font une tentative de suicide. On observe chez ces personnes environ quinze fois plus de risque de se suicider que la population indemne. Il faut ajouter à cela une forte tendance à une conduite addictive telle que l'alcool, la drogue, les jeux ou encore les achats. Au-delà du trouble de

---

[1] W. CORYELL. *Trouble bipolaire* (31 octobre 2022), Manuels MSD pour le grand public. Consulté le 3 novembre 2022 à l'adresse https://www.msdmanuals.com/fr/accueil/troubles-mentaux/troubles-de-l%E2%80%99humeur/trouble-bipolaire

bipolarité qui cause déjà une souffrance psychique, ces malades connaissent de rapports aux autres difficiles.

La bipolarité affecte celui qui la vit mais aussi ses proches ; d'autant que la plupart des gens ne faisant pas partie du monde médical connaissent trop peu la maladie pour savoir comment réagir lorsqu'elle touche un de leur proche. De ce fait, beaucoup de malades peuvent se retrouver totalement incompris voire délaissés par leur famille. À une vision morose de la vie peut alors s'ajouter un sentiment de solitude, perçu comme un véritable rejet de sa personne lorsqu'on est malade. Pour cela, il faut envisager les traitements et améliorations possibles.

Pour les personnes bipolaires en phase maniaque ou dépressive, une hospitalisation est parfois souhaitable. Elle est indispensable pour celles qui sont suicidaires, celles qui présentent un risque de se blesser ou de blesser autrui, celles qui ne peuvent plus prendre soin d'elles-mêmes et encore celles qui consomment de l'alcool ou de la drogue. Quand il s'agit seulement d'hypomanie, l'hospitalisation peut avoir lieu de manière ambulatoire, c'est-à-dire que la personne vient à l'hôpital pour recevoir divers soins mais le quitte une fois qu'elle les a reçus.

En l'absence de traitement médicamenteux, le trouble bipolaire est récurrent. Il apparait comme inévitable dès lors que « seul un médicament régulateur de l'humeur pourra permettre au malade une vie normale ».[1] En réalité, plusieurs médicaments stabilisant l'humeur peuvent être efficaces notamment le lithium ou encore certains antidépresseurs. Le lithium permet d'atténuer les symptômes de dépression et de manie. Il prévient des sautes d'humeur chez de nombreuses personnes bipolaires et met entre 4 à 10 jours pour faire effet. On trouve aussi des prescriptions de valproate et de carbamazépine, des anticonvulsivants qui agissent en stabilisant l'humeur. Ces derniers sont utilisés en cas de manie. Parmi les médicaments employés pour soigner la bipolarité figurent encore les antipsychotiques. Ils agissent rapidement et sont utilisés lors des épisodes maniaques ou dépressifs. Enfin, en phase de dépression sévère, les personnes bipolaires se verront administrer des antidépresseurs aux côtés de ceux qui stabilisent l'humeur.

---

[1] *Op.cit.*

Toutefois, lorsque ces psychorégulateurs ne suffisent pas à soulager les symptômes certains psychiatres ont recours au traitement par électrochocs, autrement appelé « électroconvulsivothérapie », lorsqu'ils ont l'accord du patient. Il consiste à envoyer un courant électrique sur le cuir chevelu du patient sous anesthésie générale, ce qui déclenche une crise d'épilepsie. Cela permettrait une réduction importante des symptômes dépressifs mais rien n'est établi de manière sûre car le cerveau reste encore la zone la plus difficile à analyser[1].

En outre, une psychothérapie individuelle est de mise afin que le patient suive dûment son traitement. Elle peut l'aider à mieux saisir les aspects de sa maladie et corrélativement, à mieux faire face chaque jour. La thérapie de groupe peut aussi être requise afin de venir en aide aux proches de la personne malade qui pâtissent aussi de cette bipolarité.

2) La manie

Bien qu'en 1854 deux psychiatres français, Falret et Baillarger, ont chacun regroupé la dépression et la manie en une seule maladie que l'on appelle aujourd'hui la bipolarité, elles restent tout de même deux maladies à part entière[2]. Nous allons alors aborder la manie singulièrement.

Étant donné que la manie est un des symptômes du trouble bipolaire que nous avons déjà abordé, nous serons plus brefs ici en essayant de ne pas reprendre des éléments cités plus haut.

Ce que nous pouvons dire à propos de la manie, c'est qu'elle apparait par une irritabilité en hausse et une modification importante de l'humeur. Cette modification peut avoir différentes natures. Ainsi, il appartient aux psychiatres de déterminer la nature prédominante de ce dérèglement émotionnel qui peut être « euphorique (humeur exaltée, joyeuse…), dépressive (humeur

---

[1] *Op.cit.*

[2] *Nature des troubles bipolaires Définition Histoire La dépression La manie* (s. d.). Troubles bipolaires. Consulté le 3 novembre 2022, à l'adresse https://www.troubles-bipolaires.com/maladie-bipolaire/nature-des-troubles-bipolaires/

triste, idées de mort ou de suicide, culpabilité…) ou hostile (crises de colère, suspicion, irritabilité, agressivité…) ».

En règle générale, la manie se caractérise par un état d'excitation psychique et motrice, avec exaltation de l'humeur et mégalomanie. L'individu a des idées de grandeur et se sent tout-puissant. On parle alors d'« accès maniaque ». Cet accès survient en général brusquement mais peut être précédé par un épisode moins intense appelé « hypomanie ».

Le sujet peut présenter des troubles du sommeil, une hyperactivité, une grande distractibilité et éventuellement une désinhibition sexuelle ou dans les dépenses inutiles. Nous pouvons signaler également chez les individus maniaques une tachypsychie à savoir une accélération de la pensée, avec une forte logorrhée. Là, on parle alors de manie « euphorique » (ou classique).

Par ailleurs, « les idées délirantes, les hallucinations, les dysfonctionnements cognitifs sont fréquents dans la manie (environ 50 % des cas) »[1]. Et si, nous, nous avons choisi de répertorier classiquement la manie au sein des troubles de l'humeur, certains préfèrent dire que cette pathologie relève des psychoses. Dans ce cas-là, la manie sera « délirante destructrice ».

Les travaux récents sur la manie ont confirmé la conception multidimensionnelle du syndrome maniaque qui englobe des facteurs comme une accélération psychomotrice, une agressivité–hostilité, une dépression et une psychose. Il n'existe donc pas de stéréotype standard de la manie en dehors d'un éventuel « noyau maniaque ».

Le comportement excessif du maniaque au sens psychiatrique du terme épuise son entourage par sa propension à être dans l'excès. D'autant plus qu'il peut se montrer agressif et que ce fort état d'excitation peut durer pendant une semaine. Il convient alors d'y remédier. Or, s'agissant des causes de la manie, on ne sait là encore pas réellement à quoi elle est due précisément. On peut simplement dire qu'on retrouve en commun chez les individus

---

[1] Fiche mémo, *Patient avec un trouble bipolaire : repérage et prise en charge initiale en premier recours*, Rapport d'élaboration par le Dr J. Favre-Bonté, chef de projet, HAS juin 2015 (en ligne). Consulté le 3 novembre 2022, à l'adresse
https://www.has-sante.fr/upload/docs/application/pdf/2015-10/fiche_memo_rapport_elaboration_trouble_bipolaire_mel.pdf

maniaques beaucoup de stress engendré soit par des chocs émotionnels soit par un deuil.

Le traitement de la manie passe essentiellement par la prise de médicaments. On retrouve là encore les neuroleptiques qui ont un effet sédatif sur les symptômes, aux côtés d'antipsychotiques lorsqu'il s'agit de manie délirante. En outre, des thymorégulateurs sont prescrits afin de stabiliser l'humeur.

Le traitement médicamenteux peut également être associé à une psychothérapie à des fins de compréhension de sa maladie par le maniaque et de meilleure adhésion thérapeutique. Le psychothérapeute aide ainsi le patient à retrouver une vie sociale et à mieux vivre avec sa maladie.

Au cours d'un épisode maniaque sévère, une hospitalisation d'urgence peut être prescrite. Pour le reste, « à distance de l'état maniaque ou hypomane, c'est la prise en charge habituelle du trouble bipolaire »[1].

3) La mélancolie majeure ou syndrome dépressif majeur

« Isolement physique et mental de cette soudaine vie bancale,
Je n'ai eu d'autre solution que l'internement
Et sa confusion qui me laissera une empreinte indélébile.
Pourtant le soleil est revenu,
J'ai retrouvé la lumière de mes rues,
L'odeur de la vie[2] ».

La dépression unipolaire est une maladie mentale courante qui peut survenir à tout âge. Elle se caractérise par une grande tristesse qui, d'après le latin « *tristitia* », signifie « peine profonde ». On parle alors d'« humeur dépressive » pour qualifier un sentiment de vide présent quotidiennement, qui peut conduire la personne dépressive à pleurer régulièrement.

---

[1] Dr C. BAGOT. *Hypomanie et Manie*. (s. d.). Consulté le 3 novembre 2022, à l'adresse https://www.docteurbagot.com/depression-et-bipolarite/hypomanie-et-manie/

[2] C. Rivoire. *Descente aux enfers (s.d.) (sans publication)*

Ce désespoir peut avoir lieu en continu sur une longue durée. Certains font une dépression de quelques années, tandis que d'autres sont malades pendant plus de dix ans. Cette maladie ne trouve pas son explication dans un motif particulier, ce qui est l'essence même de ce qu'on appelle aussi « mélancolie ». Il n'y a donc pas qu'une seule cause à la dépression. Elle pourrait être liée à des causes biologiques mais aussi à différents facteurs psychologiques, contextuels et sociologiques (tels que des traumatismes durant l'enfance).

Il s'agit d'une douleur morale qui fait naitre chez l'individu dépressif un désintérêt pour un grand nombre d'activités qu'il s'agisse de loisirs ou du simple fait d'avoir une bonne hygiène corporelle. Une personne dépressive ne peut par exemple plus répondre aux exigences d'un emploi stable. Cette affliction peut s'accompagner de troubles alimentaires qui se refléteront par une perte ou une prise importante de poids selon les personnes. Des troubles du sommeil peuvent également apparaitre ainsi qu'un ralentissement psychomoteur qui rend le débit de parole plus lent. Par ailleurs, un dysfonctionnement cognitif peut se produire et diminuer la capacité de raisonnement.

Cette douleur morale majeure a des conséquences dommageables pour la personne atteinte de dépression. En effet, tous ces symptômes sont à l'origine d'un manque flagrant d'énergie qui met la personne malade en difficulté pour se mettre en activité. Il est difficile pour chacun de nous de sortir du lit lorsque nous sommes fatigués, mais c'est encore plus rude quand s'y ajoute un dégoût de la vie. La personne dépressive connait un sentiment insoutenable de dévalorisation de sa personne et d'impuissance. Et lorsque celle-ci a des proches, elle se sent coupable d'exister. « Le mélancolique ne se sent pas malade, il se sent coupable[1] ». Coupable de faire supporter sa maladie à ses proches, coupable d'être dans un tel état sans pouvoir l'expliquer par une raison concrète ou apparente.

Ces idées noires et la présence de crises d'angoisse à répétition peuvent avoir de graves répercussions et conduire jusqu'au

---

[1] C. GHEORGIEV. (s. d.). *Dangerosité et maladie mentale*. Cairn.info. Consulté le 3 novembre 2022, à l'adresse https://www.cairn.info/revue-l-information-psychiatrique-2008-10-page-941.htm

suicide. D'après un rapport de l'Académie de médecine publié en avril 2014[1], le risque de tentative de suicide est multiplié par 21 en cas d'épisode dépressif. Et 5 à 20 % des patients se suicident parmi ceux qui n'ont pas reçu de traitement (faute de diagnostic ou de problèmes de suivi). Cela est dû au fait que « seulement 25 % des patients déprimés recevraient un traitement adéquat pour la dépression[2] ».

Par ailleurs, il faut bien comprendre qu'au-delà de la souffrance et du risque suicidaire présents chez le malade, la dépression a d'énormes conséquences sur les relations sociales et familiales. Effectivement, prenons l'exemple du parent dépressif d'un enfant. Si celui-ci est sévèrement atteint de dépression et présente les symptômes précités, il risque déjà de ne pas réussir à prendre soin de lui. Dès lors, il est difficile d'envisager qu'il puisse faire à manger à son enfant, lui proposer des activités, vérifier s'il a fait ses devoirs… Il s'en sentira probablement incapable.

C'est une pathologie qui a vraiment tendance à rendre les individus autocentrés, comme fixés sur leur problème et ne voyant plus le mal que cela engendre autour d'eux. À travers divers témoignages d'enfants de mères dépressives, nous avons vu que la plupart font état d'un manque d'attention de leur mère au moment de leur maladie. Ils présentent parfois eux-mêmes certains traumatismes, surtout lorsque le parent dépressif a fait une tentative de suicide. Et *a fortiori* quand c'est l'enfant qui est rentré chez lui et qui a retrouvé sa mère ou son père divaguant à cause d'une prise importante de médicaments et d'alcool.

Au vu de ces éléments, il apparait primordial d'assurer un bon suivi des personnes dépressives ainsi que de leur entourage.

Face à une dépression caractérisée, les psychiatres prescrivent en premier lieu des traitements médicamenteux. Le but est de réduire les symptômes et leurs répercussions mais aussi d'éviter toute rechute. Les médicaments prescrits sont des antidépresseurs

---

[1] *Bull. Acad. Natle Méd.*, 2014, 198, nos 4-5, 881-892, séance du 1er avril 2014. Consulté le 3 novembre 2022, à l'adresse http://www.academie-medecine.fr/wp-content/uploads/2016/01/tap-pages-de-881-%C3%A0-892.pdf

[2] *Ibid.*

qui agissent sur des neurones à sérotonine par exemple, que l'on soupçonne d'être en lien direct avec l'humeur.

L'efficacité du traitement pharmaceutique n'est pas manifeste. Il faut parfois trois semaines avant d'observer une baisse des symptômes, mais souvent bien plus. Ce sont des cachets qu'il faut prendre plusieurs fois par jour et cela peut durer pendant de longues périodes. On trouve même certains cas où les personnes dépressives doivent continuer d'en prendre toute leur vie au risque d'une importante rechute. En outre, une psychothérapie sera cruciale. Le psychiatre doit aider la personne dépressive à surmonter les crises d'angoisse et à reprendre goût à la vie.

« Les traitements antidépresseurs et la psychothérapie permettent d'obtenir une guérison dans 67 % des cas, parfois après plusieurs séquences de traitement[1] ». Or, il arrive que cela se révèle insuffisant et dans ce cas, les psychothérapeutes ont recours à d'autres méthodes. Il peut là aussi s'agir d'électrochocs ou de stimulation magnétique transcrânienne.

En outre, il existe des centres médico-psychologiques qui reçoivent les malades de jour et dans lesquels le personnel infirmier propose nombre d'activités. Cela permet de maintenir les personnes dépressives au sein de relations sociales et de leur apprendre à nouveau à aimer la vie. On les pousse à écouter de la musique, à tenir un journal. Adopter le revers de la paume peut s'avérer être une réelle délivrance symptomatique. D'ailleurs, beaucoup d'écrivains tels que Baudelaire ont fait mention d'avoir vécu les affres d'un trouble mental.

Nous allons désormais nous pencher sur d'autres pathologies mentales soupçonnées d'être en lien avec d'éventuels passages à l'acte criminels, plus connues sous le nom de « troubles graves de la personnalité ».

---

[1] *Dépression · Inserm, La science pour la santé* (modifié le 06/12/2019 publié le 14/06/2017), Inserm. Consulté le 3 novembre 2022, à l'adresse https://www.inserm.fr/dossier/depression/

Paragraphe 2 : Les troubles graves de la personnalité jugés potentiellement criminogènes

De nombreux débats subsistent autour des troubles graves de la personnalité. En effet, certains les considèrent comme des maladies mentales, tandis que d'autres non. Dès lors, cela nous oblige à être plus exhaustifs dans leur définition afin de bien cerner de quoi il s'agit.

En 2008, l'article « Humeur : les troubles de la personnalité sont-ils des maladies mentales ? [1] » de l'expert psychologue Daniel Zagury évoque un projet du gouvernement anglais de 1999 qui prévoyait la détention à perpétuité ou indéfinie des DPSD *(dangerous people with sever personality disorder)*. Le but était de vaincre l'obstacle juridique qui tend à distinguer les troubles de la personnalité des maladies mentales et corrélativement, que des individus ne présentant qu'un trouble grave de la personnalité puissent être enfermés à vie, au même titre que des personnes diagnostiquées malades. Ce fait d'associer les troubles de la personnalité aux maladies mentales consiste pour le Docteur Zagury en une instrumentalisation politique de la terminologie psychiatrique. Pour lui, la différence entre maladie mentale et troubles de la personnalité est une « digue à maintenir ». Il défend le jugement de valeur des psychiatres face aux puissants enjeux économiques, juridiques, politiques et face aux lobbies pour qui l'existence de maladies assure la pérennité.

Étant profanes de la Médecine, nous nous sommes appuyés sur le DSM-5 pour comprendre ce que sont les troubles la personnalité. Il les définit comme « une modalité durable de l'expérience vécue ou des conduites qui dévie notablement de ce qui est attendu dans la culture de l'individu [...] » qui « n'est pas imputable aux effets physiologiques d'une substance ou d'une autre affection médicale ». La dichotomie annoncée dans les propos de Daniel Zagury semble alors être reprise au sein du DSM-5.

Ces troubles peuvent apparaitre à l'adolescence ou au début de l'âge adulte. Ils se manifestent par une perception erronée de soi-même, d'autrui et des évènements, par une inadéquation de la

---

[1] D. ZAGURY. (2008). *Humeur : les troubles de la personnalité sont-ils des maladies mentales ? L'information psychiatrique.* Volume 84

réponse émotionnelle, une absence de contrôle des impulsions et un dysfonctionnement interpersonnel. Ils peuvent envahir des situations personnelles et sociales très diverses.

Leurs conséquences sont telles qu'elles entrainent « une souffrance cliniquement significative ou une altération du fonctionnement social, professionnel ou dans d'autres domaines importants[1] ». Ainsi, l'espérance de vie de l'individu qui présente un trouble de la personnalité est diminuée, sa vulnérabilité aux addictions et au suicide est accrue. En outre, les troubles graves de la personnalité facilitent la survenue de maladie mentale et assombrissent le pronostic des maladies mentales auxquelles ils s'additionnent.

Au terme de cette large définition notionnelle, nous pouvons désormais aborder la diversité des troubles de la personnalité qui sont répertoriés au sein du DSM-5. Il s'agit des personnalités psychopathique, antisociale ou dyssociale (A), de l'état-limite ou borderline (B) et de la perversité (C).

A. Les personnalités psychopathiques, antisociales ou dyssociales

En réalité, les termes de « personnalité antisociale » ou « dyssociale » peuvent faire référence à une seule et même pathologie : la psychopathie. Elle figure, sous le terme de « personnalité antisociale », au sein du groupe B des troubles de la personnalité du DSM-5. Elle y est définie comme un « mode général de mépris et de transgression des droits d'autrui qui survient depuis l'âge de 15 ans […] ».

Tout d'abord, nous comprenons que la personnalité antisociale se manifeste par une incapacité à se conformer aux normes sociales qui déterminent les comportements légaux. L'individu psychopathe a une tendance à tromper les autres par de multiples mensonges ou escroqueries, pour un profit personnel ou par simple plaisir. Il lui est également difficile d'assumer un emploi stable ou d'honorer ses obligations financières. Par ailleurs, il fait souvent état d'impulsivité et d'intolérance à la frustration. En d'autres

---

[1] *Op.cit.*

termes, lui refuser quelque chose est vécu comme une atteinte à sa personne et risque de le mettre en état de nuire.

Au-delà de ces premières caractéristiques, nous pouvons dire que les personnes antisociales sont vraiment irritables et peuvent s'avérer agressives. Elles ont un mépris inconsidéré pour leur sécurité et celle d'autrui. Ce qui est significatif, c'est qu'elles présentent une absence de remords qui se traduit par le fait d'être indifférent ou de se justifier après avoir blessé, maltraité ou volé quelqu'un.

Enfant, le futur individu psychopathe présente des « manifestations colériques, d'agressivité envers sa famille et les autres enfants et une opposition à ses parents[1] ». La synthèse de plusieurs recherches montre que les personnes antisociales ont souvent été victimes de sévices ou d'abandon. Leur scolarité est souvent marquée de troubles. En outre, les psychopathes entrent généralement de manière précoce dans la délinquance, les addictions et le sexe.

En résumé, les psychopathes ont des conduites marquées par l'impulsivité, l'imprévisibilité, l'intolérance aux frustrations. Ils présentent aussi une instabilité affective, sociale et professionnelle. Ils sont hautement trompeurs et manipulateurs. Les hommes sont plus sujets à cette pathologie et il est possible de percevoir des signes alarmants sur leur personnalité dès l'enfance.

Le DSM-5 indique par ailleurs un point essentiel sur cette personnalité. En effet, il précise que « les comportements antisociaux ne surviennent pas exclusivement pendant l'évolution d'une schizophrénie ou d'un trouble bipolaire. » En d'autres termes, la personnalité antisociale ou psychopathique peut se développer chez un individu qui n'est pas forcément diagnostiqué schizophrène ou bipolaire. C'est en cela que certains lui refusent la qualification de maladie mentale.

En ce qui concerne les causes étant à l'origine de la psychopathie, plus communément appelée « personnalité antisociale », on trouve une multitude d'hypothèses. Parmi elles figurent un dérèglement hormonal, des troubles neurologiques frontaux, un défaut de la régulation émotionnelle ou des traumatismes psychiques dus à l'enfance. Néanmoins, rester au

---

[1] *Op.cit.*

stade de ces théories semble être insuffisant. Afin de rester prudents et de ne pas nous aventurer trop loin dans le domaine médical, nous pouvons surtout rappeler que la psychopathie provient de l'addition de troubles biologiques héréditaires avec des facteurs psychologiques, sociaux et éducatifs.

Le sens péjoratif donné au terme de « psychopathe » dans la vie courante entraine une véritable stigmatisation des individus à la personnalité antisociale. Il faut avant tout rappeler que les personnes présentant de telles personnalités sont en proie à des difficultés sociales, professionnelles et judiciaires. Elles connaissent aussi un risque non négligeable de forte dépendance à l'alcool et aux drogues. Parfois, elles sont atteintes de dépression ou d'angoisses. Tant de facteurs pouvant être à l'origine d'une réelle souffrance psychique et morale. D'autant plus quand ces personnes sont isolées, coupées du reste de la société. Dès lors, nous pouvons nous demander quelle prise en charge est la mieux adaptée à une personnalité psychopathique.

Différents types de thérapies sont envisageables à savoir, individuelles ou en groupe. Le psychothérapeute doit chercher à limiter l'impulsivité et l'agressivité du patient. Il doit ainsi lui apprendre à gérer ses émotions. Cette relation entre le psychothérapeute et le patient est cruciale car elle permet à ce dernier de nouer une relation saine avec autrui, ce qui lui est totalement inenvisageable autrement. En marge de la thérapie, les personnes faisant état de troubles de la personnalité peuvent se faire accompagner par des travailleurs sociaux afin de se réinsérer socialement. Ils sont par exemple aidés dans leur recherche d'un emploi ou d'un logement.

Il existe un autre trouble à l'origine de difficultés relationnelles et sociales : l'état-limite ou borderline.

B. L'état limite ou « borderline »

L'état-limite ou « borderline » est lui aussi au sein du Groupe B des troubles de la personnalité du DSM-5. Il y est défini comme un « mode général d'instabilité des relations interpersonnelles, de l'image de soi et des affects avec une impulsivité marquée, qui apparait au début de l'âge adulte et est présent dans des contextes divers ». La personnalité borderline se révèle alors par le biais de plusieurs manifestations.

D'abord, la personne borderline produit des efforts effrénés pour éviter des abandons réels ou imaginés de la part de son entourage. On peut associer cela à un manque de confiance en soi, son rapport à elle-même faisant soit l'objet d'une idéalisation excessive soit d'une auto dévalorisation de sa personne. Elle connait donc une perturbation de l'identité, une forte instabilité de la notion de soi.

L'état-limite ou borderline est aussi marqué par une instabilité affective, c'est-à-dire que les relations avec son entourage varient au gré de ses brusques changements d'humeur. Cela venant ainsi exacerber le sentiment d'abandon ou de rejet. De plus, la personnalité borderline semble présenter une impulsivité, tant dans les dépenses que dans la sexualité, la toxicomanie, la conduite automobile dangereuse... Autant de conduites à risque, auxquelles s'ajoutent des comportements d'automutilations voire des comportements suicidaires.

Par ailleurs, la personne borderline peut se révéler inhabituellement très anxieuse ou très irritable pendant quelques heures voire quelques jours ; mais pas au-delà. L'anxiété s'illustre par des sentiments chroniques de vide. Quant à l'irritabilité, elle apparait sous la forme de colères intenses et inappropriées voire même de gestes violents. Dans certains cas, le trouble borderline peut même causer d'autres maladies psychiatriques telles que la dépression ou la bipolarité.

À l'origine aussi de troubles de l'attention, la personnalité borderline se retrouve le plus souvent chez les enfants instables, hyperactifs. L'état-limite se retrouverait chez 10 à 15 % des adolescents et serait plus courant chez les filles[1]. Les causes liées à ce trouble restent cependant incertaines. Nous pouvons seulement affirmer ce qui ressort le plus dans les recherches, à savoir le fait qu'un traumatisme a généralement été vécu durant l'enfance. La personne borderline a connu une carence affective la plupart du temps. D'autres causes sont avancées, semblables à celles de la dépression, comme la mauvaise régulation de sérotonine dans le cerveau par exemple.

---

[1] *Op.cit.*

Quant au traitement de cette pathologie, du fait qu'elle est souvent niée par celui qui en est atteint, il s'avère très complexe. L'évolution de ce trouble grave de la personnalité va de pair avec l'adhésion de la personne qui en est atteinte. Or, comme il ne s'agit pas d'une maladie au sens psychopathologique du terme, mais plutôt d'un « trouble de la personnalité », il est difficile de faire accepter un éventuel traitement. Afin que soit mise en œuvre une thérapie efficace, il appartient aux proches et au personnel soignant de s'armer de patience face à ce type de malades. Le meilleur traitement pour les personnes borderline est la psychothérapie.

La prescription de médicaments ne doit être, selon nous, utilisée qu'à titre subsidiaire, en cas d'échec de la psychothérapie et d'évolution de la personnalité borderline vers une dépression. Tant qu'on n'est pas encore au stade de diagnostic d'une maladie au sens psychiatrique du terme, il vaut mieux ne pas risquer de faire subir les effets secondaires d'un lourd traitement à une personne. Certains persistent à dire qu'un traitement médicamenteux est essentiel, alors que l'on peut constater que le traitement le plus efficace de l'état-limite reste la thérapie comportementale, qui connait le moins d'abandons[1].

Nous pouvons désormais étudier le cas très particulier de la perversité. Nous pouvons d'ores et déjà signaler qu'il fait l'objet de controverses à propos de sa classification au sein des maladies mentales.

C. La perversité

Nous abordons ici l'organisation perverse de la personnalité, recensée comme un trouble grave de la personnalité. La perversité est le plus souvent abordée sous l'angle de la sexualité mais cette présentation est insuffisante. Les déviations sexuelles ne sont qu'une manifestation de la perversité parmi d'autres, un peu comme un symptôme.

Les pervers tirent une véritable jouissance de faire du mal. Ils ont une emprise sur autrui et un déni de ce qui est extérieur à leur personne. Le besoin de contrôle qu'ils éprouvent les pousse à agir avec calme, de manière rationnelle. *A priori*, on ne décèle pas la

---

[1] *Op.cit.*

perversité d'un être à vue d'œil car les pervers sont généralement sociables. Mais au cours de discussions, ils peuvent tout de même laisser apparaitre certains traits de la personnalité perverse. Cela est notamment le cas lorsqu'ils utilisent une rhétorique visant à convaincre sans rapport avec la vérité.

Même en dehors de troubles schizophréniques, les pervers peuvent être perçus comme des personnes à deux visages. Avec certains ils semblent être respectueux et à l'écoute. Avec d'autres ils se montrent cruels, méprisants, tyranniques, sans humanité. C'est l'exemple-type du père de famille qui est perçu au sein de sa communauté comme un homme qui met tout en œuvre pour prendre soin de sa famille, qui rend des services à ses voisins. Très aimable et souriant avec ses concitoyens, dès qu'il rejoint le cercle familial, il redevient ce personnage autoritaire et tyrannique. Il fait des réflexions méprisantes à ses enfants et sa femme, et peut s'avérer violent à leur égard, alors qu'aux yeux des tiers il fait tout pour être perçu comme un bon père de famille.

Les pervers sont des personnes égoïstes, seulement intéressées par leur propre plaisir ou intérêt. Ils se considèrent supérieurs aux autres et trouvent normal de les manipuler à leur guise. Ne présentant généralement pas de difficultés intellectuelles, les pervers peuvent être très éloquents. Ils font boire leur parole et parviennent à fasciner certaines personnes. Ils usent de diverses manipulations psychologiques tendant à dévaloriser l'autre ou à le faire culpabiliser. Ce qui est vraiment le plus caractéristique des pervers, c'est leur façon de rabaisser les autres pour se valoriser eux-mêmes.

En outre, leur apparente liberté (due à leur mépris de tout) fait rêver beaucoup de personnes. En effet, les pervers ne respectent que peu la Loi et les règlements. Ils ne tiennent également pas leur parole quant aux engagements qu'ils ont pris. Ils n'ont vraiment aucun interdit et font état d'une absence de culpabilité, d'empathie. Ils ne présentent aucun remords et ne questionnent pas leur conscience par rapport aux dommages qu'ils peuvent occasionner. La responsabilité de leurs actes est en permanence rejetée sur autrui.

Il convient de préciser que chez les pervers, on retrouve de fortes probabilités d'addictions. Souvent à l'alcool, au tabac, à la cocaïne, aux amphétamines… Les pervers aiment les conduites à risque venant flatter leur toute-puissance. S'agissant de leur sexualité, elle fait l'objet de paraphilies telles que l'exhibitionnisme, le voyeurisme, le sadomasochisme, la pédophilie. Les pervers ne recherchent que leur propre plaisir. Ainsi, le partenaire sexuel est considéré comme une marionnette à qui les pervers veulent pouvoir faire ce qu'ils veulent. Quant à leurs relations amoureuses, on retrouve ce besoin de domination et de manipulation prégnant chez les pervers.

La construction de la personnalité perverse est liée à l'enfance. Chez certains pervers, « l'autonomisation par rapport à la mère ne s'effectue pas normalement. Au contraire, ce moment est vécu par l'enfant de façon traumatique ». En d'autres termes, il s'agit de personnes qui ont du mal à sortir de la phase œdipienne vécue par tous dans l'enfance. Cela provient du fait que l'enfant est soit adulé par la mère soit, au contraire, totalement abandonné par celle-ci. Il est possible de remarquer dès l'enfance des passages à l'acte précoces (vol, fugue), des troubles du caractère entremêlant agressivité et provocations.

Il est rare mais possible de soigner les pervers. Le plus souvent, c'est grâce à l'entourage que le pervers suit une psychanalyse. Cependant, il est très difficile de leur faire reconnaitre qu'ils ont un problème alors beaucoup refuseront toute thérapie. Mais il y a des cas où, suite à de nombreux échecs dans leur vie personnelle, ils prennent conscience qu'ils doivent faire une introspection, seuls ou avec l'aide d'un psychanalyste. Le traitement médicamenteux n'est pas nécessaire du moment qu'on ne considère pas la perversité comme une maladie. Seule la psychanalyse est requise. Elle va aider les pervers à rechercher l'origine de leur mal-être, de ce qui les a poussés à se créer cette carapace perverse et faussement narcissique.

De nos jours, des critiques sont adressées au DSM-5. On lui reproche de fixer au rang des maladies des pathologies qui n'en sont pas vraiment, tels que les troubles graves de la personnalité. Le Docteur Zagury fait partie de ces psychiatres qui se montrent critiques[1]. Selon lui, dire que tout est maladie est une aberration. Il dit à propos des pervers que « les considérer comme des malades est une faute grave ». Agir ainsi selon lui rend la perversion

---

[1] *Op.cit.*

confortable. Cela fait surgir « le leurre d'un soin qui ne concernerait pas l'engagement du sujet ». En effet, les pervers suivent rarement une psychothérapie de manière volontaire. Par ailleurs, cela revient pour lui à déplacer le problème car il faut expliquer à l'opinion pourquoi ces « malades » sont néanmoins responsables devant la Justice en l'absence de diagnostic de maladie au sens psychopathologique du terme.

Quoi qu'il en soit au terme du présent paragraphe, nous avons désormais une idée bien conçue de toutes ces « maladies ». Mais il existe d'autres pathologies qui sont jugées potentiellement criminogènes que nous n'étudions pas : d'une part, les troubles neuropsychiatriques qui recouvrent notamment l'épilepsie, les démences et le retard mental. Si nous ne les étudions pas, c'est d'abord parce qu'au fil de nos recherches, nous avons découvert qu'il s'agit des pathologies les moins représentées au sein de la criminalité. En effet, leur taux d'implication au sein de la criminalité est insignifiant. Ensuite, c'est parce qu'elles sont beaucoup moins souvent sujettes à la stigmatisation et à l'incompréhension que les pathologies traitées plus tôt dans notre développement.

D'autre part, les troubles du comportement liés à l'utilisation de substances psychoactives. L'abus d'alcool ou de substances illicites est vraisemblablement considéré comme un facteur majeur du passage à l'acte criminel. Toutefois, si nous avons décidé de ne pas les traiter de manière autonome, c'est parce que la plupart du temps, c'est seulement lorsque l'addiction est associée à un trouble psychiatrique qu'elle s'avère criminogène. Nous parlerons alors des addictions en tant que facteur criminogène lorsque nous évoquerons la comorbidité.

Pour en revenir aux pathologies que nous avons effectivement définies, il nous a paru nécessaire de le faire avec autant de précision sur leurs symptômes et causes. Si nous nous y sommes autant attelés, c'est d'abord pour rappeler la souffrance qu'elles peuvent engendrer. C'est également pour en avoir une meilleure compréhension, afin d'envisager de meilleures solutions. Nous avons par ailleurs souhaité diriger notre démarche dans le sens de l'optimisme, en présentant les traitements envisageables bien qu'ils soient, nous le verrons, insuffisants.

Notre exhaustive, mais nécessaire, présentation des pathologies soupçonnées d'être les plus criminogènes est désormais achevée.

Dès lors, il convient d'aborder la question laborieuse des liens possibles entre le fait criminel et le trouble mental.

Section 2 : Les liens non systématiques entre le fait criminel et le trouble mental

Nous allons d'abord évoquer la dangerosité potentielle des malades mentaux. Dans l'opinion publique, beaucoup de malades sont considérés dangereux pour la société. Cependant, il s'avère que cette idée n'est pas toujours vraie (Paragraphe 1).

D'où l'importance de bien distinguer le fait criminel de la maladie mentale, pour éviter toute stigmatisation injustifiée des malades mentaux (Paragraphe 2).

Paragraphe 1 : La dangerosité potentielle des malades mentaux

La démarche d'évaluation de la dangerosité des malades mentaux est complexe et difficile, pour des raisons statistiques qui tiennent à la rareté du passage à l'acte agressif. Nous tentons de démontrer qu'en réalité, « Le lien entre dangerosité et troubles psychiatriques n'est pas scientifiquement avéré[1] ».

Il nous faut d'une part, cerner l'enjeu d'un diagnostic de dangerosité (A). Il apparait nécessaire d'autre part, au sein d'une démarche de déstigmatisation, de parler de l'absence d'automaticité du passage à l'acte criminel d'un individu atteint de troubles mentaux considéré « dangereux » (B).

A. Du constat de dangerosité…

La dangerosité est d'abord apparue comme un concept médico-légal dont les liens avec la psychiatrie trouvent leur origine dans la Loi[2].

L'enjeu d'un diagnostic est alors d'anticiper des troubles au sein de la société, sans pour autant condamner le sujet en figeant

---

[1] *Op.cit.*

[2] *Op.cit.*

une incertitude évolutive en un état de fait. Il nous faut d'abord réaliser une définition de la notion de « dangerosité » (1). Il nous faut ensuite présenter les critères permettant de caractériser cette dangerosité (2).

1) La définition incertaine de la notion de dangerosité

Le Docteur Bénézech définit la dangerosité comme « un état, situation ou action dans lesquels une personne ou un groupe de personnes font courir à autrui ou aux biens un risque important de violence, de dommage ou de destruction ». Quant à Senninger, il en donne une version similaire mais beaucoup plus épurée. Selon lui, la dangerosité relève de « la probabilité de la commission d'un acte violent[1] ».

En réalité, la dangerosité est une notion complexe qui a été développée au XIXe siècle par Garofalo (1851-1934), élève de Lombroso (1835-1909). Elle renvoie au caractère dangereux, à ce qui constitue un danger. Un danger se définit comme « ce qui menace ou compromet la sûreté, l'existence de quelqu'un ou de quelque chose[2] ». Bien que cette définition semble connaitre une acception large, « il s'avère que la conception de la dangerosité a connu des évolutions qui n'ont pas contribué, tant s'en faut, ni à en préciser la notion ni à lever ses ambiguïtés ». [3] En effet, on constate qu'il existe une évolution historique du concept de dangerosité.

C'est d'abord l'école positiviste italienne fondée par Lombroso qui s'est intéressée aux contours de cette notion dans la seconde moitié du XIXe siècle. Selon l'approche positiviste, l'individu auteur d'infraction n'a pas de libre-arbitre. Il agit « en fonction de facteurs individuels (biologiques, psychiatriques) et relationnels (environnementaux) : il est déterminé[4] ». Ce déterminisme implique pour les positivistes qu'il faut non pas traiter les actes, mais les êtres. En d'autres termes, la dangerosité se caractérise selon ces critères à cette époque. Dans cette perception, la

[1] J.-L. SENNINGER. (2008). *Dangerosité psychiatrique*. Santé mentale.
[2] *Op.cit.*
[3] J.-L. SENON, G. LOPEZ, R. CARIO et al. (2012). *Psychocriminologie*. Dunod, 2e édition.
[4] *Ibid.* p.52 à 56

dangerosité mérite une sanction, même en l'absence de passage à l'acte.

Nous pouvons ensuite évoquer l'approche humaniste née dans la seconde moitié du XXe siècle. Le mouvement de « défense sociale nouvelle » a, lui, tenu à accorder la primauté à la détermination de la volonté de l'infracteur. Il a placé la notion de dangerosité sous un aspect judiciaire. Ainsi dans cette approche, on évalue la dangerosité selon l'intentionnalité du passage à l'acte. S'il est volontaire, c'est un acte dangereux punissable.

Il existe également une autre approche qualifiée de « victimiste », apparue lors des dernières années du XXe siècle. Elle est venue placer la dangerosité sous l'angle du social car dans les années 80 a plané un sentiment d'insécurité sociale, politique et juridique. Cette approche a conduit à se pencher sur la potentialité de la commission de nouvelles infractions. Elle s'est fortement appuyée sur la probabilité de la récidive dans le futur. Elle a ainsi donné primauté à la prévention et non plus seulement à la répression, au nom de la protection de la société.

Au-delà des divers abords historiques de la notion de dangerosité, nous sommes amenés à constater une dichotomie importante. En effet, la plupart des théories distinguent la dangerosité psychiatrique de la dangerosité criminologique.

Au sens criminologique du terme, la dangerosité s'entend d'un « phénomène psychosocial de grande probabilité de commettre une infraction[1] ». En d'autres termes, la dangerosité criminologique prend en compte l'ensemble des facteurs environnementaux et situationnels susceptibles de favoriser l'émergence du passage à l'acte. Cette définition semble d'ailleurs rejoindre l'approche victimiste et préventionniste instiguée à la fin du XXe siècle.

S'agissant de la dangerosité psychiatrique, la Fédération française de psychiatrie sur l'expertise psychiatrique pénale l'a définie en 2007. Selon elle, il s'agit d'une « manifestation symptomatique liée à l'expression directe de la maladie mentale ».

Au regard de ces nombreuses définitions, comment savoir qu'un individu est effectivement dangereux ? Il convient dès lors de s'intéresser aux critères permettant d'établir un diagnostic de dangerosité.

---

[1] *Op.cit.*

2) Les critères intensément variables de la dangerosité

La Justice a investi les experts psychiatriques et psychologues de la tâche de repérer la dangerosité criminologique, impliquant le risque de récidive. Il faut alors tenter de cerner les critères permettant un tel constat. Mais cette évaluation de la dangerosité s'avère être une tâche difficile tant c'est une notion empreinte d'incertitudes. Nous avons déjà évoqué les évolutions de la notion en fonction du lieu et du temps au regard des exigences variables du droit pénal positif et de la protection de la société. Il convient désormais de voir sur quoi repose concrètement cette évaluation de la dangerosité d'un individu et quelles en sont les limites.

Cette démarche d'évaluation de la dangerosité d'un individu présenté face à un expert-psychiatre repose sur une indexation. Une grande partie de la recherche actuelle se fonde sur l'indice de psychopathie développé autour de l'échelle de Hare (« *Psychopathy Check-List* »). Les experts se fondent également sur des arbres décisionnels qui font appel à des séries de facteurs pour donner une véritable appréciation du risque de violence. Cela consiste à étudier l'histoire de l'individu avec ses traumatismes, ses facteurs prédisposants et contextuels tels que la présence d'armes, l'accès à la victime, une alcoolisation aiguë… Toutefois, il arrive que tous ces facteurs ne soient pas tous étudiés de manière effective.

En effet, la démarche de l'expert psychiatre peut être biaisée lorsqu'il doit assumer cette mission de contrôle social qui lui est de plus en plus dévolue et qu'on lui impose d'établir parfois très rapidement des diagnostics. Cette exigence temporelle pousse d'ores et déjà à s'interroger sur la qualité du diagnostic de dangerosité d'un individu. En effet, la dangerosité s'avère difficile à rattacher à un individu déconnecté de son contexte et de ses enjeux personnels, sociaux et relationnels. Ainsi, si l'expert n'a pas pu étudier tous ces éléments faute de temps, ils seront méconnus alors qu'ils sont pourtant déterminants. Le jugement clinique établi dans ces circonstances peut prêter à la critique. Beaucoup de médecins pointent déjà cette défaillance dans le diagnostic de dangerosité et pensent que cette démarche « relève souvent de principaux déterminants cliniques sans les articuler et les pondérer, et finit par porter un jugement clinique qui peut relever plus de la contre-attitude que de la rigueur de la démarche ».

Au-delà du manque de rigueur pouvant être reproché à un tel diagnostic, il faut poser une importante limite sur ce diagnostic. Cette limite tient au fait que la dangerosité relève d'une appréciation purement intuitive. L'attention de l'expert risque de se porter exclusivement sur les signes les plus criants, « au détriment d'une gestion plus globale du risque qui devrait prendre en compte [...] les aspects antisociaux de la personnalité, ou les éléments de leur histoire qui font craindre l'émergence de comportements violents, indépendamment des seuls symptômes positifs[1] ». *A fortiori* quand le sujet qui est face à l'expert sait le séduire et minimiser, voire banaliser sa dangerosité.

Nous comprenons alors que les diagnostics de dangerosité qui sont demandés aux psychiatres afin de protéger la société reposent sur des indices aléatoires, qui ne sont parfois pas tous pris en compte. Ainsi, se pose la question de leur fiabilité. D'autant plus que nous allons voir qu'un individu dit « dangereux » ne passe pas systématiquement à l'acte.

B. ...au passage à l'acte

Après avoir référencé les critères ci-dessus, nous avons cherché à savoir si ces diagnostics de dangerosité disent vrai sur l'avenir. Autrement dit, nous nous sommes demandé si les prédictions annoncées par de telles évaluations allaient nécessairement se produire.

Pour répondre à ces interrogations, nous allons d'abord constater qu'il existe en réalité une absence d'automaticité du passage à l'acte d'un malade mental qualifié de dangereux (1). Nous tenons ensuite à présenter les risques de privation de liberté que peuvent engendrer des diagnostics trop hâtifs (2).

1) L'absence indéniable d'automaticité

« Toute confusion, tout excès dans l'interprétation de la dangerosité potentielle des personnes souffrant de troubles mentaux, toute psychiatrisation abusive des conduites dangereuses

[1] *Op.cit.*

seraient des régressions majeures tant sur le plan éthique que politique[1] ».

Cette citation provient d'un rapport d'orientation de la commission d'audition de la Haute Autorité de Santé rendu en 2011. Elle illustre l'idée qui sous-tend notre développement, à savoir que ces diagnostics risquent d'enfermer les individus, de les figer dans cette case d'« individus dangereux ». Cette crainte est d'autant plus forte lorsqu'on s'aperçoit que ces diagnostics ont des liens controversés avec les passages à l'acte criminel.

Certes, quelques études ont réussi à faire le lien entre les maladies mentales et la dangerosité. Par exemple, la revue de littérature réalisée par Link et al. qui a observé chez des « malades mentaux suivis après une période d'hospitalisation une prévalence supérieure de comportements violents et criminels avec un taux d'arrestation trois fois supérieur à la population générale[2] ».

Pour autant, d'autres études disent complètement l'inverse et n'observent pas de dangerosité particulière chez les personnes atteintes de troubles mentaux par rapport à la population générale. En France, il n'y a qu'une centaine des deux mille homicides annuels qui sont le fait de sujets présentant des troubles psychiques. Cela représente moins de 5 %.

Par ailleurs, certains considèrent que la psychiatrie n'a pas à être un élément du contrôle social. Elle ne trouve sa légitimité que dans la recherche de soin et dans le respect des libertés individuelles. Selon le Docteur Bénézech, le concept de dangerosité renvoie à une « éventualité incertaine ». Celle d'une menace impliquant une prédiction de la possibilité qu'un individu puisse se livrer à un acte violent mettant en cause un danger. Ainsi, les diagnostics de dangerosité devraient seulement être interprétés comme des hypothèses et non comme des certitudes.

D'une part, un individu considéré comme dangereux ne risque de passer à l'acte que selon le contexte dans lequel il se trouve. Autrement dit, il faut qu'il soit placé dans une situation particulièrement criminogène pour agir. Nous verrons plus tard les principaux facteurs de cette « situation criminogène ». Nous devons par ailleurs affirmer que tout sujet placé dans une situation

---

[1] *Op.cit.*
[2] *Op.cit.*

propice au meurtre ne devient pas inéluctablement meurtrier. Il n'y a aucune automaticité du passage à l'acte faisant suite à un diagnostic prédictif de dangerosité.

Donc même s'il ne faut pas occulter la potentielle dangerosité des malades mentaux, notamment schizophrènes, la dimension probabiliste de ce concept nous oblige à observer un diagnostic avec recul. Les malades mentaux ne sont pas majoritairement criminels, ils sont surtout victimes de leur aliénation. Il nous semble enfin impératif de signaler que « la prédiction d'un pronostic de dangerosité par des professionnels n'est correcte que dans 1/3 des cas[1] ».

Nous devons désormais nous diriger vers la présentation d'une mesure de sûreté propre aux malades mentaux, qui n'est plus justifiée directement par le crime commis mais par le risque de récidive de ce crime. Bien qu'elle soit envisagée dans une finalité de protection sociale, nous partageons la réflexion selon laquelle il s'agit d'une atteinte aux libertés individuelles.

2) « La prison après la peine »

Nous faisons ici référence à la rétention de sûreté. Elle fait partie des mesures de sûreté adoptées par le Législateur dans une finalité préventive. Celles-ci ne sont pas fondées sur la commission d'une infraction, mais sur la dangerosité supposée d'un individu. Elles viennent le priver, ou au minimum restreindre ses droits et sa liberté individuelle. Il faut préciser que notre réflexion s'est largement inspirée d'un article publié par l'illustre Robert Badinter le 27 novembre 2007. Cet article intitulé « la prison après la peine[2] » livre son avis sur ce projet de loi créant la rétention de sûreté. Un avis que nous partageons puisqu'il s'agit pour nous aussi d'un mécanisme attentatoire à la liberté individuelle.

---

[1] *Op.cit.*

[2] R. BADINTER. *La prison après la peine.* Le Monde. (7 janvier 2008). Consulté le 3 novembre 2022, à l'adresse https://www.lemonde.fr/idees/article/2007/11/27/la-prison-apres-la-peine-par-robert-badinter_982982_3232.html

Cette loi relative à la rétention de sûreté et à la déclaration d'irresponsabilité pénale pour cause de trouble mental[1] a finalement été adoptée le 25 février 2008. Elle a inséré l'article 706-53-13[2] au sein du Code de procédure pénale. Il dispose qu'« à titre exceptionnel, les personnes dont il est établi, à l'issue d'un réexamen de leur situation intervenant à la fin de l'exécution de leur peine, qu'elles présentent une particulière dangerosité caractérisée par une probabilité très élevée de récidive parce qu'elles souffrent d'un trouble grave de la personnalité, peuvent faire l'objet à l'issue de cette peine d'une rétention de sûreté [...] à la condition qu'elles aient été condamnées à une peine de réclusion criminelle d'une durée égale ou supérieure à quinze ans pour les crimes commis sur une victime mineure, d'assassinat ou de meurtre, de torture ou actes de barbarie, de viol, d'enlèvement ou de séquestration ».

Autrement dit, après l'achèvement de sa peine et après avoir payé sa dette à la société, le condamné pourra être retenu. Au lieu d'être libéré, il sera placé dans un centre socio-médico-judiciaire de sûreté sur décision d'une commission de magistrats. Et ce pour une durée d'un an renouvelable, ce qui nous parait déjà trop vaguement défini car aucune limite n'est fixée. Cela venant de surcroit transformer l'office du juge en celui d'un « *risk manager* ».

Robert Badinter explique qu'« aussi longtemps que ce diagnostic subsistera, il (l'individu qui vient d'exécuter sa peine) pourra être retenu dans cette prison-hôpital ou hôpital-prison ». On pourrait ainsi aboutir à une perpétuité, ce qui était évité par le juge jusqu'alors. Toujours selon l'homme politique, la rétention de sûreté nous fait quitter la réalité des faits à savoir la constatation réelle d'un crime. Elle lui préfère « la plasticité des hypothèses », c'est-à-dire le crime virtuel qui pourrait être commis par cet homme « dangereux ». Il explique qu'à l'origine, si le juge se base sur la personnalité du condamné pour décider de sa libération conditionnelle, c'est pour préparer au mieux sa sortie ainsi que sa réinsertion. Or, la rétention de sûreté qui risque d'être prononcée

---

[1] LOI n° 2008-174 du 25 février 2008 relative à la rétention de sûreté et à la déclaration d'irresponsabilité pénale pour cause de trouble mental

[2] C. Pén., art. 706-53-13

seulement par précaution sociale n'incite vraiment pas à préparer son avenir en détention. Robert Badinter a longuement étudié le système carcéral et explique que les condamnés ressassent jusqu'à l'obsession le nombre d'années, de mois, de jours les séparant de leur libération et qu'une fois purgée leur peine, ils ont « conscience d'avoir droit à cette libération ». Avec la loi instaurant la rétention de sûreté, cette assurance de retrouver leur liberté s'éteint.

Cela nous pousse dès lors à nous interroger sur la présomption d'innocence[1]. Il s'agit d'un principe fondamental en droit pénal français, selon lequel toute personne est présumée innocente jusqu'à ce que sa culpabilité ait été légalement établie. Sa finalité est d'éviter que les individus qui ont bénéficié d'un acquittement ou d'un abandon des poursuites soient traités comme s'ils étaient coupables par les autorités publiques. Il est censé en aller de même avec les personnes ayant déjà purgé leur peine. En outre, d'après le principe de légalité des délits et des peines, repris à l'article 7 de la CEDH[2] et recouvrant le principe de non-rétroactivité de la pénale, il est prohibé de coller l'étiquette de « coupable » à quelqu'un pour l'avenir. Ce sont deux principes qui ont valeur constitutionnelle. Autrement dit, ils ont une valeur suprême dans notre système judiciaire et ont été consacrés ainsi de manière à ce qu'ils soient inviolables.

Pourtant, la rétention de sûreté a bien été adoptée par le Conseil constitutionnel. C'est donc la première fois que le Droit prévoit une mesure de privation de liberté de ceux ayant pourtant déjà purgé leur peine. Certes, elle n'est prévue que pour les crimes les plus odieux mais le concept de dangerosité est beaucoup trop incertain pour tolérer une telle privation de liberté. Pour reprendre les mots de Robert Badinter, « ce sont des misérables que notre justice psychiatrisée fabriquera demain dans nos prisons ». Il fait part des inquiétudes grandissantes « face à un détournement possible des cadres de cette loi ». Certains redoutent que cette loi

---

[1] Convention européenne des droits de l'homme, art. 6§2 - « *Toute personne accusée d'une infraction est présumée innocente jusqu'à ce que sa culpabilité ait été légalement établie [...].* »

[2] *Ibid.* art. 7 « *Nul ne peut être condamné pour une action ou une omission qui, au moment où elle a été commise, ne constituait pas une infraction d'après le droit national ou international. De même il n'est infligé aucune peine plus forte que celle qui était applicable au moment où l'infraction a été commise [...].* »

vienne à s'appliquer à des personnes ne présentant aucune maladie mentale mais seulement des troubles de la personnalité, c'est-à-dire sans aucun diagnostic de maladie mentale. Cela permettrait de surveiller des individus qui ne sont pas malades à leur sortie de prison.

D'autres critiquent cette psychiatrisation de la Justice, notamment des psychiatres. Ils poussent assez loin leur critique en comparant ce mécanisme judiciaire à « une forme d'holisme, voire de totalitarisme, dont les sociétés démocratiques ne sont pas exemptes ». Selon certains d'entre eux, la médecine est instrumentalisée pour produire des normes juridiques. Ils dénoncent le fait de considérer des innocents coupables par anticipation. Pour eux, l'échec du droit positif à réguler la criminalité « a conduit à une certaine confusion de la maladie mentale passée, voire présente et de la dangerosité (sociale) future. Au nom de la prévention (sociale), une prévision (médicale) est demandée aux psychiatres pour justifier une répression (judiciaire) [1]».

Pour éviter cette stigmatisation des malades mentaux, il semble nécessaire que chacun d'entre nous sache différencier la maladie mentale du fait criminel.

Paragraphe 2 : L'importance de la distinction entre le fait criminel et la maladie mentale

Pourquoi cette distinction entre le fait criminel et la maladie mentale est fondamentale ? C'est d'abord parce qu'elle implique, d'un point de vue juridique, une législation adaptée à la classification choisie. Par exemple, si nous excluons le retard mental des troubles mentaux, il ne sera pas cause d'irresponsabilité pénale.

Elle est également importante tant la notion de maladie mentale est floue. Encore plus lorsque nous nous apercevons qu'elle n'est pas interprétée de la même manière par tous (A). Mais là où cette distinction s'avère encore plus évidente, c'est lorsque nous prenons connaissance de la difficulté à rapprocher le fait criminel de la maladie mentale (B).

---

[1] *Op.cit.*

A. La nébulosité de la maladie mentale

Le présent développement consiste à démontrer qu'il n'existe pas d'évidence pathologique (1) et que la normalité tend désormais à être perçue comme un mythe (2).

1) Un défaut d'évidence pathologique

« La maladie mentale n'est pas un ensemble homogène et uniforme[1] ». La maladie mentale constitue en effet une réalité complexe. Elle touche au domaine du mental, du psychisme, de l'esprit. Autant d'éléments qui sont difficiles à cerner.

Pour beaucoup, il existe un défaut d'évidence pathologique. Plus vulgairement, on peut dire que la maladie mentale n'est pas perceptible à vue d'œil. En effet, lorsqu'une personne présente seulement certains aspects caractéristiques d'une maladie mentale, elle n'en est pas forcément atteinte.

Selon Georges Canguilhem, philosophe et médecin français, « on peut décrire objectivement des structures ou des comportements. On ne peut les dire pathologiques sur la foi d'aucun critère purement objectif. Quittant la description, on assigne une valeur positive ou négative en qualifiant de normal ou de pathologique un comportement[2] ». Ce qu'il veut dire c'est qu'il y a une grande part de subjectivité dans la qualification de trouble mental. Les maladies mentales existent parce qu'elles ont été reconnues en tant que telles, à un moment donné.

En réalité, une personne dite « malade mental » est celle qui s'écarte des normes qui régissent la société dans laquelle elle vit. À défaut de diagnostic pathologique qui serait évident, il semble alors plus adapter de parler de « déviance ». La déviance se définit comme un comportement qui transgresse des normes en vigueur dans une société. Elle est perçue comme une crainte pour la sécurité de la société. Elle occasionne souvent une forte stigmatisation et notamment celle des malades mentaux. Toutefois, ce qui

---

[1] *Op.cit.*

[2] G. CANGUILHEM. (2013). *Le normal et le pathologique*. Paris cedex 14, France : Presses universitaires de France.

est considéré par les uns comme une déviance peut être perçu comme tout à fait normal par les autres.

En d'autres termes, la définition d'un trouble mental dépend du contexte socio-culturel, socio-économique et juridique d'un État. Un trouble peut être qualifié de tel dans un pays, alors que dans un autre il est occulté. Par exemple, l'homosexualité a été considérée comme un trouble jusqu'en 1990 lorsque l'O.M. S l'a retirée de sa classification. S'agissant du DSM, l'homosexualité n'y figure déjà plus depuis 1973. On voit donc que la définition du trouble a aussi une dimension temporelle[1].

S'agissant du lien entre fait criminel et maladie mentale, il convient de rappeler qu'au départ le crime était considéré comme une certaine forme de folie. Il était alors considéré comme une anormalité. Mais au fil des années, certains ont préféré éviter cette confusion en expliquant le crime en tant que déviance. Sous cet aspect, le crime devient alors une anomalie. Autrement dit, il nous faut cesser de considérer les criminels et les malades mentaux comme des êtres anormaux. Il peut arriver à chacun d'entre nous de commettre une erreur fatale un jour en fonction de circonstances particulières. Si nous partons de ce postulat, il nous faut dès lors commencer à considérer la normalité comme un mythe.

2) « Le mythe de la normalité »

Nous avons pu constater un clivage dans les années 1990 durant lesquelles certains psychiatres commencent à penser que le criminel malade mental dispose de capacités réservées, malgré ses troubles mentaux. Autrement dit, cela rejoint l'idée qu'ils sont comme nous, mais qu'ils ont pu dévier à cause de leur trouble.

C'est au XXIe siècle qu'est vraiment apparue une « réduction de la distance ontologique séparant l'individu atteint de troubles mentaux des autres membres de la société[2] ». Personne n'est

---

[1] N.BATIS, chargée d'études et d'analyses et C. LEMIERE, Secrétaire générale ASPH, *Santé mentale, maladie mentale, trouble mental : Mais de quoi parle-t-on ?* (10 juillet 2014), Consulté le 3 novembre 2022 à l'adresse https://psychaanalyse.com/

[2] C. PROTAIS. *La responsabilisation des malades mentaux criminels en France : origines et conséquences.* Rhizome n°56 – Prison, santé mentale et

normal au final, nous pouvons tous un jour être atteints de quelques troubles. Il n'y a aucune évidence pathologique, même si des classifications existent. Elles ont été créées afin d'apaiser ces troubles qui peuvent ressurgir plus ou moins chez chacun d'entre nous et selon certaines prédispositions tenant au contexte. Cette réflexion peut trouver appui dans le fait de dire que la psychiatrie c'est culturel. Si dans les sociétés occidentales nous avons mis des mots sur les affections de l'Homme, on ne connait par exemple pas la dépression en Afrique.

Dans un article de Walter Innocent Jr[1], l'écrivain haïtien nous fait part de la difficile reconnaissance de la maladie mentale en Haïti. Bien sûr, cela entraine corrélativement des difficultés de prise en charge. L'auteur a fait du bénévolat pour le Bureau de la Communauté haïtienne de Montréal et relate son expérience d'un jour où il accompagnait un compatriote souffrant de troubles mentaux à l'hôpital. Cette scène l'a marqué et l'a conduit à s'intéresser de plus près aux troubles mentaux. Il note en premier lieu que « la stigmatisation et la discrimination ne se limitent pas qu'à la couleur de peau qu'elles atteignent également ceux qui entendent des voix que d'autres n'entendent pas ». Il dit surtout que dans la culture haïtienne, on se dit immunisé contre ces « maladies de blancs ». Mais selon lui, il est fou de « nier l'existence des maladies psychiatriques dans sa communauté, que croire qu'une tante atteinte de la schizophrénie a été la cible de la sorcellerie est de l'ignorance pure et simple ». Pourtant c'est ce qu'on croit. Il explique que les Haïtiens se dissocient tant des troubles mentaux par honte et aussi par méconnaissance à ce sujet. En outre, il pense que le peuple haïtien est « emprisonné par des tabous ».

Que l'on soit face à une reconnaissance de nouveaux troubles mentaux (parfois poussée trop loin dans les pays occidentaux), ou bien au contraire, face à leur négation sur d'autres continents, nous accueillons chaleureusement l'abandon progressif de la

soin (avril 2015). Consulté le 3 novembre 2022, à l'adresse https://www.orspere-samdarra.com/2015/la-responsabilisation-des-malades-mentaux-criminels-en-france-origines-et-consequences/

[1] W. (Jr.) INNOCENT (2017). *La maladie mentale existe-t-elle chez les Haïtiens ?* Selon Walter. https://selonwalter.com/la-maladie-mentale-existe-t-elle-chez-les-haitiens/

comparaison des criminels malades mentaux à des êtres « anormaux ». Partant de ce principe, il convient de voir en quoi la tentative de rapprochement entre les troubles mentaux et la criminalité consiste en un travail laborieux.

B. La fastidieuse appréhension d'un lien de causalité entre les troubles mentaux et le fait criminel

« Il est souvent difficile de reconstituer a posteriori l'état mental du criminel lors du passage à l'acte, cet état ayant pu varier en fonction de l'évolution naturelle de la maladie, sous l'effet du traitement ou de la prise illégale de substances même en milieu carcéral[1] ».

Sachant que l'expertise psychiatrique de l'état mental du criminel a lieu, dans la plupart des cas, bien après la constatation de l'infraction, il est quasi impossible de réellement savoir si l'auteur était sous l'emprise d'un trouble à ce moment précis. De ce fait, il n'y a que très peu d'études qui prouvent qu'un trouble mental a pu être la cause directe du passage à l'acte d'un individu. Encore une fois de plus, cela explique pourquoi il est si important selon nous de distinguer le fait criminel de la maladie mentale.

Certains mettent tout de même en œuvre plusieurs méthodes afin d'essayer de rapprocher les maladies mentales du passage à l'acte criminel (1). Il faut alors veiller à ce que les résultats obtenus ne conduisent pas à une stigmatisation de la dangerosité des malades mentaux (2).

1) Des méthodologies diverses et variées

Les méthodes utilisées à des fins de tentative de rapprochement entre le passage à l'acte criminel et les troubles mentaux sont nombreuses. Elles conduisent d'abord à repérer des profils qui sont symptomatiques, dont certains pensent qu'ils peuvent favoriser la survenue d'actes violents. Il s'agit par exemple de regrouper les facteurs de risque qui seraient attachés à la maladie mentale. Ces méthodes doivent tendre à apporter une réponse vraiment adaptée

---

[1] *Op.cit.*

à la prévention de cette violence, ce qui passe notamment par la délivrance de soins appropriés.

S'agissant concrètement des méthodes mises en œuvre depuis le début des années 1990, certaines ont permis « d'établir progressivement le lien entre maladie mentale grave et violence ». Parmi ces méthodes, on retrouve des études épidémiologiques transversales qui sont exercées hors du champ psychiatrique et judiciaire. Elles servent à cerner les facteurs qui influent sur la Santé et les maladies de populations données. Aussi, les études de cohortes de patients cette fois suivis en psychiatrie ou après une hospitalisation, sont nombreuses. À côté de ces deux premières méthodes, il existe des études de cohortes de naissances et des études transversales au sein de la population carcérale ayant commis des homicides.

D'autres études comparent des données selon le sexe, le quartier dans lequel des individus vivent. Ces données peuvent parfois auto-rapportées lors d'entretiens avec ces individus. En outre, on retrouve des comparaisons faites entre les malades et la population « indemne » de troubles mentaux ou entre un trouble et un autre. Nous ne pouvons cependant pas en rester au stade d'évoquer simplement ces méthodes. Il convient également de se pencher sur les conclusions obtenues par ces études.

À titre d'exemple, nous pouvons évoquer une étude menée sur une cohorte de naissance au Danemark composée de 173 668 hommes et 162 322 femmes. Ces personnes ont toutes été suivies jusqu'à l'âge de 44 ans. Les résultats obtenus montrent que 2 % des hommes de l'échantillon avaient été hospitalisés pour une maladie mentale. Ces 2 % avaient commis 10 % des infractions perpétrées par tous les hommes faisant partie de l'échantillon. Pour les femmes, 2, 6 % d'entre elles avaient été hospitalisées pour maladie mentale et elles étaient responsables de 16 % des infractions commises par les femmes de la cohorte[1].

Par ailleurs, au cours de nos recherches nous avons remarqué que les études les plus fréquentes ciblent la population atteinte de schizophrénie. Nous concédons sur ce point qu'il s'agit de la maladie la plus rencontrée au sein de la population des peu nombreux criminels malades mentaux. Des études semblent *a*

---

[1] *Op.cit.*

priori dire qu'un lien existe entre troubles schizophréniques et criminalité. Selon la Haute Autorité de Santé, « ces dernières décennies, de nombreuses études ont montré une association modérée mais significative entre troubles mentaux graves et comportements violents envers autrui, en particulier en cas de troubles schizophréniques ».

Cependant, il ne s'agit pas d'une causalité directe. En effet, au-delà du trouble en lui-même, nous observons que le passage à l'acte violent du schizophrène est renforcé par son environnement. De même en ce qui concerne les troubles de l'humeur pour lesquels nous observons des résultats encore plus controversables selon nous. La Haute Autorité de Santé a d'ailleurs accompagné ses conclusions d'avertissement. Elle nous dit que ce type d'études étaient « hétérogènes tant en termes de populations étudiées (population de patients, population de criminels incarcérés) que de protocoles ».

Bien sûr, ces études ne mentionnent pas cette grande hétérogénéité du groupe comparé et ne précisent pas que le passage à l'acte est dû à une comorbidité, c'est-à-dire à une pluralité de facteurs autre que le seul trouble mental. De plus, beaucoup étudient les infractions commises par des individus atteints de maladie mentale sans préciser de quelles infractions il s'agit et mélangent ainsi certaines catégories d'infractions ensemble. La présence d'autant de carences dans les méthodes utilisées les rend alors fortement critiquables.

2) La surestimation fréquente et injustifiée de la dangerosité des malades mentaux

Les quelques résultats que nous venons d'observer nous paraissent fortement contradictoires. Cela conduit à les analyser avec prudence. Sans avertissement, ils risquent de conduire à une surestimation fréquente de la dangerosité des malades mentaux.

En effet, le manque d'études implique d'être prudent avant de tirer une quelconque conclusion concernant le lien potentiel entre les troubles mentaux et le passage à l'acte criminel. Le peu d'études que nous avons trouvé sur ce supposé lien[1] ne contiennent pas réellement de renseignements suffisants permettant de l'affirmer.

L'idée de cette sous-partie est de dire que les malades mentaux sont déjà stigmatisés au stade de la dangerosité. C'est-à-dire que dans l'imaginaire collectif, ils sont dangereux par nature. Encore pire que dangereux, ils seraient tous susceptibles d'être plus criminels que la population générale. Il existe en France, et presque partout dans le Monde, une méconnaissance de ces individus par la population. Ils sont rejetés et incompris.

C'est pour cela que plus tard dans notre développement, nous souhaitons démontrer qu'il n'existe en réalité qu'une minorité de criminels parmi les malades mentaux. En effet, il y a un tas d'autres individus bien plus dangereux que des individus diagnostiqués « malades mentaux ». Nous avons donc fait le choix préalable de prendre l'envers de notre sujet. Le choix de parler d'individus qui ne sont pas forcément atteints d'une affection au sens psychiatrique du terme et qui ont pourtant commis des crimes atroces.

Parmi eux, beaucoup sont traumatisés par la violence de leurs propres actes et connaissent finalement des pathologies postérieures à la commission de ceux-ci.

---

[1] Résumé de recherche : *Prévention du crime Santé mentale, maladie mentale et criminalité chez les jeunes* (2017). Consulté le 3 novembre 2022, à l'adresse https://www.securitepublique.gc.ca/cnt/rsrcs/pblctns/2017-h01-cp/index-fr.aspx

Chapitre 2 : L'acte criminel à l'origine de la maladie mentale

Tout notre travail porte sur l'épineuse question d'un lien éventuel entre les maladies mentales et la criminalité. Pour y répondre, le réflexe le plus commun est de rechercher la part d'influence des troubles mentaux sur le passage à l'acte. Nous nous sommes pourtant aperçus que l'on peut prendre cette question dans le sens inverse à savoir, en recherchant comment le passage à l'acte peut provoquer la survenance de troubles mentaux. Car lorsqu'un individu commet son premier passage à l'acte criminel ou lorsqu'il est au contact direct de la criminalité, c'est souvent quelque chose de traumatisant pour le cerveau.

Nous souhaitons d'abord montrer combien la fréquentation d'organisations criminelles peut être à l'origine de multiples traumatismes voire même de troubles mentaux. Après avoir vu des personnes se faire tuer ou avoir été contraints de tuer, des individus ne sont plus eux-mêmes et semblent être détachés de la réalité. Ils perdent toute notion du Bien et du Mal, et sombrent ainsi dans une spirale de la violence (Section 1).

De plus, cette fréquentation puis le passage à l'acte conduisent le plus souvent à la détention. Or, la détention peut s'avérer destructrice pour la santé mentale. Nous aborderons l'idée selon laquelle la prison enferme certains prisonniers dans la criminalité. Le traumatisme lié à l'enfermement et la fréquentation de multirécidivistes ne semblent guère laisser entrevoir de réintégration sociale possible pour les primo-détenus (Section 2).

Section 1 : La survenance de troubles mentaux postérieure à l'acte criminel

A priori, il pourrait paraitre que nous nous éloignons du sujet en choisissant d'évoquer la folie criminelle des nazis, qui n'étaient pas malades au sens psychiatrique du terme. Dans ce cas, pourquoi s'y intéresser ? C'est d'abord pour dire à quel point il n'y a pas que l'existence d'un trouble mental qui peut pousser au passage à l'acte criminel. C'est aussi parce que les actes commis par les nazis ont pu conduire à les qualifier de « fous », de « pervers ». Un régime qui a tué autant de personnes interroge forcément sur la sanité d'esprit tant de ses exécutants, que de ses chefs. Nous souhaitons montrer comment des hommes qui, à l'origine, ne sont pas affectés par une maladie mentale peuvent commettre des ignominies. Par ailleurs, ces ignominies peuvent nous laisser penser qu'elles ont affecté leur santé mentale, bien que la plupart des nazis donnaient l'impression d'être totalement rationnels. (Paragraphe 1).

D'autre part, il faut dire toute l'influence que l'acte criminel peut avoir sur la santé mentale des personnes. Ainsi, nous pensons réellement que la répétition de passages à l'acte violents sous les ordres de chefs peut conduire des individus à être affectés de troubles mentaux. Dans ce cadre-là, nous allons étudier les systèmes d'endoctrinement au sein des groupuscules terroristes et des gangs (Paragraphe 2).

Paragraphe 1 : La folle logique de groupe nazie

Il faut bien comprendre qu'ici nous ne parlons pas forcément de pathologies à proprement parler, sauf à considérer que les génocides ne peuvent pas être commis par des personnes ne souffrant d'aucune anomalie psychique. Il faut tout de même distinguer l'horreur perpétrée par cette « folie » et le mal de la maladie.

Dans un premier temps nous tentons de dérouler le fil de l'Histoire afin de savoir comment ce régime s'est institutionnalisé (A). Dans un second temps, nous essayons de mieux comprendre qui sont ces hommes qui ont adhéré à un tel régime (B).

A. Une véritable institutionnalisation du Mal

À la fin du XIXe siècle selon Yves Ternon, « l'enseignement prodigué dans les universités européennes était imprégné d'un racisme affublé des vêtements de la science » et « chaque grande puissance européenne imposa à ce racisme biologique sa marque singulière en fonction de son héritage culturel et de ses ambitions[1] ». Ainsi, la France, l'Angleterre et les États-Unis embrassaient les théories eugénistes proposant la disparition des « races inférieures », l'élimination des malades mentaux et des personnes en situation de handicap ou encore la stérilisation des porteurs de maladies héréditaires.

Néanmoins, nous avons pu observer au cours de l'Histoire que c'est le gouvernement allemand sous le régime nazi qui a été le plus loin dans l'expérimentation de ces théories raciales et eugénistes. Cette spécificité provient d'une ardente politique d'assimilation culturelle, alimentée par l'hypothèse du *Sonderweg* (« la voie particulière ») selon laquelle le peuple allemand aurait suivi un cours de développement distinct et supérieur à celui des autres nations occidentales.

Il s'agit d'une part d'observer l'influence de la propagande hitlérienne sur des personnes dont on n'aurait pu s'imaginer à l'origine qu'elles commettent des atrocités (1). D'autre part, il semble intéressant de se pencher sur l'ingénieuse théorie de la « banalité du Mal » (2).

1) La propagande hitlérienne par un modèle « rationalisé »

La révélation des crimes commis par les nazis a été reçue par une totale incompréhension. À la fin de la Seconde Guerre mondiale, le Monde découvre que près de 12 millions de personnes ont été tuées au nom de l'idéologie nazie. Il s'agit alors d'essayer de comprendre ce qui a pu se jouer entre des individus ne souffrant d'aucune pathologie mentale et un régime responsable de la mort de millions de personnes.

En réalité, la « doctrine nazie » s'est répandue au sein d'un contexte de crise. En effet, l'Allemagne démilitarisée des années 1920 est marquée par une forte crise économique et par l'humiliation de sa défaite lors de la Première Guerre mondiale. La majorité de la population allemande souffre de misère et de malnutrition. Le Traité de Versailles signé le 28 juin 1919

---

[1] Y. TERNON (2007). *Les médecins nazis*. Cairn.info. Consulté le 5 novembre 2022, à l'adresse https://www.cairn.info/revue-les-cahiers-de-la-shoah-2007-1-page-15.htm

condamne notamment l'Allemagne à payer une lourde amende à la France. Or, cette amende n'est que peu réglée et donne lieu à une occupation de la région de la Ruhr par les soldats français. Cette occupation d'après-guerre est vécue par les autorités et le peuple allemand comme une injustice. D'autant plus que le charbon, qui est l'une de leurs dernières ressources, est exporté en France. Cette occupation tend à faire germer des mouvements socio-politiques extrêmes tel que le NSDAP (*Nationalsozialistische Deutsche Arbeiterpartei*) : le parti national-socialiste des travailleurs allemands. En 1920, Hitler qui n'est pas encore à son apogée attire 2000 personnes, venues entendre son discours intitulé « Pourquoi sommes-nous antisémites ? » dans lequel il déverse sa haine des juifs.

Dans le fond, son discours à propos des juifs est intolérable. Il relève du ressentiment et non pas de la vérité scientifique. Il semblerait dans ce cas que c'est le fait d'avoir un discours organisé, en plusieurs parties, et bien articulé qui parvient à faire adhérer à un bon nombre d'inepties. Et ça Hitler l'a bien compris, d'où sa politique de propagande massive. Selon ses propres mots figurant dans *Mein Kampf*[1], « la propagande vise à imposer une doctrine à tout un peuple ». Depuis sa prison, il réfléchit à la manière dont il va procéder à un bourrage de crâne du peuple allemand. À sa prise de pouvoir en 1933, Hitler sait alors comment inculquer son idéologie. Il commence par utiliser les médias et la photographie qui sont de redoutables moyens d'expression. Une fois le pouvoir entre ses mains, il n'a plus besoin de l'asseoir. Ce qu'il cherche désormais, c'est asseoir ses idées. Il se donne une image mystique et pose avec des jeunes qui l'entourent et le regardent en ayant l'air fascinés. Il veut donner l'impression d'être cohérent dans ses discours par le biais de son image.

« Chacun de ses mouvements, chaque mot de son discours, chaque mimique de son visage étaient destinés à susciter une sorte de transe chez les individus lors des apparitions publiques »[2], provoquant une exaltation collective pour le Führer. Il répète

[1] Livre rédigé par Hitler en 1923 depuis sa prison de Munich dans laquelle il est détenu, suite à sa tentative de coup d'État ratée du 8 novembre 1923.

[2] J.-P. AZEMA (1989). *Les victimes du nazisme.* lhistoire.fr. Consulté le 5 novembre 2022, à l'adresse https://www.lhistoire.fr/les-victimes-du-nazisme

constamment les mêmes slogans, tel un publicitaire, de sorte qu'ils soient bien acquis par le peuple.

Hitler veut faire croire par de fausses démonstrations et de faux calculs que les juifs et les Tziganes sont les maux de la société allemande. Il a donc besoin aussi que les vrais modèles de Raison, qui sont aux antipodes de sa répugnante « idéologie » ne puissent plus être lus ou entendus. Ainsi, il fait bruler les œuvres de Freud, de Gide, de Marx et de tant d'autres penseurs des temps modernes.

Toute cette propagande massive et ces discours d'apparence « cohérente » ont fini par créer une institution forte et légitime aux yeux de ceux qui ont adhéré au régime nazi. Quand un système apparait clair, carré, droit tel que la Loi, il n'y a pas de raison apparente de ne pas le respecter. Ce modèle tellement rationalisé a conduit à la « banalité du mal ».

2) Le concept philosophique de « banalité du mal »

Le concept de « banalité du mal » créé par Hannah Arendt (1906-1975) est apparu dans son livre *Eichmann à Jérusalem* publié en 1963[1]. Selon l'écrivain et critique littéraire Marc Alpozzo[2], elle a permis une nouvelle approche du Mal. Hannah Arendt a en effet livré une réflexion inédite qui lui a valu énormément de critiques, *a fortiori* car elle avait des grands-parents juifs (laïcs). Elle a assisté au procès du haut fonctionnaire nazi Eichmann à Nuremberg en 1961. À sa grande stupéfaction, Eichmann lui est apparu comme un homme médiocre et des plus ordinaires. Selon elle, il aurait été réconfortant de croire qu'Eichmann était un monstre. Pourtant, elle a constaté l'extrême difficulté à juger de crimes aussi insupportables tant les criminels lui semblaient ordinaires. Cela rend la question du génocide encore plus inquiétante et pose la possibilité de l'inhumain en chacun d'entre nous.

---

[1] H. ARENDT (1966). *Eichmann à Jérusalem : rapport sur la banalité du mal* [« *Eichmann in Jerusalem* »]. Traduit par Anne Guérin en 1991, Gallimard, coll. « Folio Histoire » (no 32).

[2] M. ALPOZZO (s.d). *Hannah Arendt et la « banalité du mal ».* Consulté le 5 novembre 2022, à l'adresse
http://www.institut-ethique-contemporaine.org/article%2520ethique_arendt.html

Elle n'a jamais souhaité minimiser les crimes commis ou réduire le mal de la Shoah à un simple détail. L'idée qu'elle a voulu exprimer à travers l'expression de « banalité du mal », c'est que les nazis étaient convaincus d'avoir obéi aux ordres et donc à la Loi. Il s'agit certes d'une soumission insolite, mais elle a relevé qu'ils n'avaient pas la moindre profondeur diabolique. Marc Alpozzo nous explique quelques années après que l'on s'éloigne du « mal radical » de Kant, selon lequel le mal était une exception monstrueuse. L'impératif catégorique kantien, c'est-à-dire l'impératif du devoir moral, a été détourné et a entrainé « un glissement effroyable ». L'accomplissement d'un devoir de manière désintéressée et gratuite, créant une action qui est juste, s'est transformé en action exercée dans le but qu'elle soit approuvée par le Führer. Le mal n'est plus une violation de la Loi mais en devient au contraire la seule façon d'y obéir. Les fonctionnaires nazis auraient ainsi été des pions qui répondaient simplement aux ordres. Quel est le comble de l'Horreur ? Est-ce le fait de se rendre compte du mal que l'on fait et continuer d'agir ainsi ou est-ce, *a contrario*, le fait de mal agir sans s'en rendre compte ?

En outre, la destruction de la personnalité individuelle dans le régime totalitaire aurait entrainé l'individu à perdre toute référence individuelle aux notions de Bien et de Mal. Pour Arendt, le fait de ne plus considérer les autres comme des semblables a entrainé une absence de culpabilité. On retrouve ce sentiment de déshumanisation des juifs qui a conduit à la commission d'actes odieux dans le témoignage autobiographique de Primo Levi intitulé : *Si c'est un homme*.

Nous nous sommes par ailleurs intéressés à une conférence qui a eu lieu en 2018 intitulée « Comment devient-on tortionnaire ? ». Elle a été dispensée par Françoise Sironi qui est experte psychiatre à la Cour pénale internationale et qui a écrit un ouvrage du même titre. Elle semble rejoindre la théorie d'Hannah Arendt en qualifiant les exécutants des génocides d'« hommes-systèmes » ou de « normopathes ». Elle qui a observé de nombreux génocidaires, notamment Duche le chef des Khmers rouges au Cambodge, explique que seuls les dirigeants présentent une psychopathologie. Elle considère qu'au sein de ces régimes, les individus recevant les ordres n'ont pas de pathologie de type narcissique ou paranoïaque comme avait Hitler par exemple. Le Docteur Sironi évoque ensuite un point important de la théorie que nous soutenons, selon laquelle les troubles mentaux peuvent se développer « après avoir tué et torturé ».

Il nous parait important de faire un dernier parallèle en mentionnant l'expérience « *Obedience to authority* » menée en 1961 à l'Université de Yale par Milgram. Il a lui aussi voulu répondre à la question de savoir s'il y avait un sens moral chez les exécutants des crimes nazis. Il a recruté des gens qu'il a nommé *« teachers »* et qui devaient interroger des élèves *(« learners »)* sur des associations de mots. Les *teachers* ne voyaient pas les *learners* qui pouvaient simplement entendre leur voix. Lorsque l'association répétée par le *learner* était fausse, le *teacher* devait envoyer une décharge électrique au learner. Le *learner* n'avait pas réellement d'existence : l'expérience était fausse sur lui. Plus elle avançait, plus le *teacher* recevait de la part du chef des injonctions très fortes de donner des décharges. Les douleurs étaient mimées et à la fin on a demandé aux *teachers* de donner une décharge provoquant la mort. Certains ont émis des doutes sur ce qu'on leur imposait et ont posé des questions sur le risque de séquelle pour le *learner* et surtout sur l'engagement de leur responsabilité. Très peu ont demandé d'arrêter. 65 % des *teachers* ont administré le choc mortel aux *learners*. Donc lorsque certains ont l'impression qu'ils obéissent à un ordre dans un cadre juridique à peu près carré, il ne leur parait finalement pas si grave de donner la mort. À partir de là, Milgram a développé la théorie de l'« *Agentic state theory* » selon laquelle l'agent obéit aveuglément aux ordres qu'on lui donne, du moment qu'il se sent déresponsabilisé par rapport aux actes qu'il commet.

Selon Milgram, « L'intégration d'un individu dans une hiérarchie implique que son propre fonctionnement en soit modifié : l'être humain passe alors du mode autonome au mode systématique où il devient l'agent de l'autorité ». Aujourd'hui, la plupart des personnes diraient qu'elles ne pourraient pas mettre en œuvre de tels ordres. Il est donc intrigant de savoir qui sont ces agents du mal.

B. Les « hommes systèmes » du régime hitlérien

Derrière les atrocités commises pendant la Seconde Guerre mondiale se cachent des hommes dont il faut dès à présent se demander qui ils sont. Qu'est-ce qui a pu conduire autant de personnes à ne pas se lever contre le dictateur Hitler, *a fortiori* au sein d'une société qui a promu les droits de l'Homme parfois avant d'autres ? Comment la proposition totalisante du Führer les a-t-elle séduites ?

Le Docteur Françoise Sironi explique que, quel que soit le génocide en question, il s'agit d'hommes en quête de reconnaissance. Selon elle, ils voient dans ce genre de régime une réparation liée à leurs blessures individuelles. En satisfaisant leur chef, ils se sentent utiles et comme appartenant à une même famille. Hitler a basé toute sa propagande là-dessus. Tout au long de son régime, il a mis en avant l'identité collective et « la grande histoire aryenne ». Il a réellement exploité les sentiments patriotiques de la jeunesse allemande.

Parmi le plus grand nombre d'adhérents au régime nazi, les jeunesses hitlériennes sont réputées pour s'être livrées corps et âme au régime du Führer. À ce stade, rien de bien choquant ; ils s'agissaient de jeunes en quête d'identité, qui avaient connu l'humiliation de la défaite de la Première Guerre mondiale. Autrement dit, ils étaient malléables, manipulables à l'extrême. Néanmoins, la question devient beaucoup plus complexe quand on se demande comment des médecins ont pu être à l'origine du comble de l'horreur. Nous allons présenter ces médecins-nazis qui ont commis les pires crimes perpétrés sous le régime d'Hitler.

Par nature, on a tendance à penser qu'un médecin ne peut faire de mal puisqu'on l'a formé à faire le Bien. Cette affirmation tient d'autant plus que les médecins occidentaux, au moment d'être admis à exercer la Médecine, doivent prêter le Serment d'Hippocrate[1]. Pour être médecin, il faut alors normalement être sain d'esprit.

---

[1] Il s'agit d'un texte rédigé au IVe siècle par un médecin grec dénommé « Hippocrate » qui fait office de guide concernant les règles morales que doivent suivre les médecins. Il fait obligation à ceux qui exercent l'art de

Pourtant, la médecine allemande sous le national-socialisme s'est largement éloignée de cette éthique médicale et en a même « violé les principes fondamentaux » selon Yves Ternon, d'abord médecin puis historien. Il est l'auteur de trois ouvrages relatant l'histoire de la médecine nazie et le massacre organisé des aliénés. Dans une revue en ligne[1], le Docteur Ternon nous fait part de ses recherches sur les expériences criminelles qui ont été menées par des médecins allemands pendant la Seconde Guerre mondiale. Dans cet article, il cite Michel Foucault[2] lorsqu'il a dit que « l'antisémitisme, qui fut fondamental dans la pensée allemande du XIXe siècle, a fonctionné comme une longue apologie de l'État. Ce fut aussi la matrice de tous les racismes qui ont marqué les fous, les anormaux, les métèques ».

Au-delà de l'hygiène raciale à proprement parler s'est instaurée en Allemagne l'idée de sélectionner une élite biologique. L'auteur raconte que dès 1914, « les patients des asiles d'aliénés ont été les premiers affamés : 45 000 sont morts de faim en Prusse et 7840 en Saxe ». Puis en 1930, l'hypothèse selon laquelle il existerait des vies sans valeur a été renforcée par la crise économique. En effet, les malades internés ont été perçus comme une charge économique trop lourde, empêchant soi-disant la construction de logements sociaux. Les finalités insidieuses ont en réalité été de réduire les dépenses des caisses d'assurance maladie et de maintenir la productivité allemande.

Dès lors, la prise de pouvoir d'Hitler en 1933 est apparue tel un support pratique à l'enseignement eugénique prodigué aux futurs médecins nazis. Plus de 50 % de médecins ont été inscrits au Parti nazi et parallèlement, les médecins juifs sont progressivement écartés de la profession par des interdictions d'exercer. Pour le reste, on peut dire qu'ils ont été les premiers acteurs de la préservation de l'hygiène de la race allemande. Ils ont eu à « délivrer » leur pays de certains individus désignés comme de vraies infections de la Nation. On a alors vu apparaitre la

soigner de toujours agir dans l'intérêt du malade, de respecter le secret médical ou encore de ne pas exercer de discrimination envers les patients.

[1] Y. TERNON (2007). « *Les médecins nazis* ». *Les Cahiers de la Shoah.*

[2] M. FOUCAULT est un philosophe émérite du XXe siècle, connu notamment pour ses critiques à l'égard des conditions de détention en prison et de la psychiatrie.

« génétique médicale » dont les principaux buts ont été d'opérer une sélection dans la population allemande et de déceler l'hérédité de certaines pathologies.

Ces médecins n'étaient pas des monstres par nature ; les mesures criminelles qu'ils ont appliquées ont été le fruit d'un enseignement fondé sur la supériorité de la race allemande, considéré comme une véritable science à cette époque. Cela montre véritablement la force de l'endoctrinement nazi qui a conquis des personnes dont on ne saurait s'imaginer la moindre capacité à mal agir. En 1939, lorsqu'il Hitler a demandé qu'on répertorie les nouveau-nés malformés ou souffrant de pathologies héréditaires, les maternités se plient à leur obligation de signaler ces enfants. Puis, il y a eu l'élimination d'adultes handicapés aux fins de libérer des lits en vue de la guerre qui allait se jouer. Hitler signe un mandat pour déclencher l'élimination des porteurs de « maladies incurables ».

Le Ministère de l'Intérieur allemand a recensé le nombre de malades mentaux au sein des asiles. Un organisme a eu pour mission d'indiquer aux directeurs d'asiles la liste des patients à transférer. Cet organisme situé au numéro 4 d'une rue a inspiré le nom de ce programme d'élimination qui a été baptisé : « *Aktion T4* ». Six « instituts d'euthanasie » ont été créés et mis sous la direction de médecins SS[1]. Les victimes y ont été déshabillées et conduites dans des salles de douches fictives où elles ont été gazées par du monoxyde de carbone. Les corps ont ensuite été incinérés dans des fours crématoires et les familles ont reçu des avis de décès complètement faussés. Ainsi, il y a eu plus de 70 000 personnes de nationalité allemande assassinées dans cette première mise en œuvre de l'*Aktion T4*.

Par ailleurs, en avril 1941 a débuté l'*Aktion 14f13* par laquelle des médecins SS ont été chargés de tuer cette fois des détenus de camps de concentration. Cette action étendue aux camps a été maintenue jusqu'à la fin de la guerre. Yves Ternon rapporte à 50 000 le nombre de morts qui ont été dues à cette autre vague mortelle. La sélection des malades a également été poursuivie en

[1] Organisation paramilitaire créée en 1925 pour servir de garde personnelle à Hitler et devenue police militarisée dans l'Allemagne nazie ; elle fut constituée en unités spéciales à partir de 1940 sous le nom de Waffen S.S.

Pologne, notamment au sein de cliniques. C'est là que les camions à gaz ont été inventés par Rudolf Lange, colonel SS.

Au-delà de ces assassinats de masse, il y a eu des expérimentations conduites sur les détenus des camps de concentration sous le contrôle des SS, qui ont elles aussi impliqué la mort d'innocents. Au départ, elles ont été commandées par l'armée allemande et les laboratoires pharmaceutiques pour protéger les soldats allemands. Mais selon Yves Ternon, elles auraient pu être pratiquées sur des animaux. Les médecins nazis ont eu une soif insatiable d'approfondir la connaissance de l'Humain, ce par n'importe quel moyen et du moment que l'on a mis à leur disposition des vies « sans valeur ». Il nous dit que « ce qui fut vécu par les détenus comme un enfer était alors évoqué par les médecins nazis comme un paradis pour la Recherche ».

Ainsi, on peut prendre l'exemple du camp de Dachau où des expériences de congélation de prisonniers ont eu lieu afin de trouver un traitement efficace contre l'hypothermie, ou pour rechercher les limites de la résistance aux hautes altitudes. Au cours de ces expériences-là, 80 « cobayes » sur 200 ont perdu la vie. D'autres expérimentations pour le traitement de maladies contagieuses telles que le typhus ou la tuberculose ont quant à elles consisté en l'inoculation de germes de maladies, en l'essai de sérums ou de gaz sur des prisonniers sains au départ. Le comble de l'horreur dans ces diverses expériences pseudo-scientifiques résulte dans celles menées par Josef Mengele et Carl Clauberg. Mengele a tué des jumeaux afin de les autopsier simultanément et Clauberg a eu recours à diverses méthodes de stérilisation causant d'extrêmes souffrances.

Les médecins nazis n'ont pas permis de grandes avancées pour la Recherche scientifique ; on voit surtout dans leurs expérimentations une immense perversité. Leur exemple permet de contrer les théories selon lesquelles un criminel serait nécessairement aliéné. Eux ne l'étaient pas et avaient reçu une éducation, suivi de longues études censées en faire de bons hommes érudits. En dépit de cela, ils ont été de vrais bouchers tout en se cachant derrière de faux programmes « rationnels ».

Paragraphe 2 : Des cas d'endoctrinements à l'origine de troubles mentaux

Selon une étude de Hugues et al. réalisée en 2015[1], « non seulement les jeunes ayant une mauvaise santé mentale peuvent être attirés vers l'affiliation à un gang (isolement, manque de soutien familial), mais cette affiliation peut avoir des conséquences négatives pour leur santé mentale et souvent empirer les maladies mentales dont ils sont déjà atteints ». Autrement dit, l'appartenance à une organisation terroriste ou à un gang est loin d'améliorer la vie et la santé des jeunes qui en sont membres.

Parmi la multiplicité d'exemples s'offrant à nous, nous avons fait le choix d'évoquer les cas de la radicalisation religieuse (A) et des gangs hispano-américains (B).

A. La spirale de la violence engendrée par la radicalisation islamiste

La radicalisation islamiste détruit la santé des jeunes qui rejoignent ces mouvances extrémistes. Il s'agit de personnes qui sont fragiles à l'origine. Elles vivent souvent dans une grande précarité et ont connu une absence de modèle. Il s'agit de jeunes anti-héros qui sont en quête d'identité. Ils croient agir de manière juste parce qu'ils agissent au nom d'une cause et sous des ordres, tout comme les jeunesses hitlériennes. Mais ces jeunes qui se radicalisent, même s'ils peuvent présenter des carences intellectuelles, ont bien conscience de ce qu'ils font. Or, d'une part, tous ceux qui n'avaient rien n'ont pas forcément basculé à ce point. D'autre part, nous constatons aujourd'hui que l'une des conséquences des erreurs de certains est la souffrance d'enfants qui n'ont, eux, rien souhaité.

Des bien plus jeunes risquent d'être atteints par cette radicalisation alors qu'ils ne l'ont pas voulue. Certains traumatismes peuvent vraiment conduire un individu à être affecté d'une pathologie mentale. Dès lors, que penser d'enfants qui sont

---

[1] K. HUGUES et al. (2015). *The mental health needs of gang-affiliated young people, a briefing produced as part of the Ending Gang and Youth Violence programme.* Londres : Public Health England.

contraints de voir des personnes se faire décapiter, ou de ceux que l'on oblige à prendre les armes dès le plus jeune âge ? Pour tenter de répondre à cette problématique, il nous tient à cœur de parler des enfants qui ont été emmenés par leurs parents radicalisés en territoire irako-syrien. D'autant plus qu'il s'agit d'une problématique toujours actuelle, déjà traitée par Romain Scotto dans son article « Enfants du djihad : ces fragiles petits revenants »[1] du 29 janvier 2019.

Cet article fait part du traumatisme et des multiples troubles vécus par ces enfants arrachés à la France par leurs parents pour aller vivre avec des organisations islamistes radicalisées. Des enfants qui sont l'objet d'un endoctrinement planifié et qui sont parfois entrainés au combat à l'âge de 7 ans. Actuellement, le Gouvernement français essaie de les rapatrier progressivement. La prise en charge de ces enfants nés en France, ou sur zone mais de parents français, est régie par deux circulaires gouvernementales de mars 2017 et février 2018. À leur arrivée, ils sont emmenés dans un centre de psychopathologie de Seine Saint-Denis. Ils sont ensuite placés en famille d'accueil par le juge des enfants et suivis par l'Aide Sociale à l'Enfance. Cependant, certaines familles vont jusqu'à refuser de les accueillir parce qu'il s'agit « des enfants du Djihad ». Cela constitue de la discrimination, *a fortiori* contre des enfants innocents.

L'article fait part de l'inquiétude partagée quant à la prise en charge de ces enfants, mais de manière bienveillante. En effet, le système qui s'occupe des personnes affectées de maladie mentale en France et ses échecs sont bien connus. Certaines personnes peuvent donc craindre légitimement que ces enfants reproduisent le schéma de la violence qu'ils ont pu voir. Notamment si l'État français ne leur prodigue pas les soins nécessaires et adaptés. Ces personnes dont nous partageons l'inquiétude sont celles qui sont bien conscientes que des enfants ne doivent pas vivre dans de telles conditions et qui ne sont pas contre leur retour. D'autant que les premières constatations psychiatriques ne sont pas des plus

---

[1] P. R. SCOTTO. (2019). *Enfants du djihad : ces fragiles « petits revenants »*. LExpress.fr. Consulté le 5 novembre 2022, à l'adresse https://www.lexpress.fr/actualite/societe/djihad-la-lente-reconstruction-des-petits-revenants_2055527.html

rassurantes. Le Professeur Thierry Baubet interrogé dans l'article confesse à leur sujet qu'« à l'heure du bilan, le tableau dressé par les soignants n'est pas très rassurant […] tous présentent des signes de souffrance et nécessitent des soins ». Il s'agit de troubles post-traumatiques, de troubles de l'attachement, du sommeil. Les enfants ont également des difficultés psychomotrices et peuvent être dans un état dépressif. Un autre psychiatre, chef de service au sein de l'AP-HP (Assistance publique-Hôpitaux de Paris) dit même : « on n'a pas vu pour l'instant un seul enfant qui allait bien au bout de 3 mois » et poursuit en disant que « parmi ceux qui allaient mieux, les symptômes peuvent réapparaitre ».

En résumé, les médecins qui rencontrent ces enfants constatent en eux « un effondrement profond, des signes de souffrance réactionnelle à la séparation d'avec une mère qui, bien souvent, représente tout ce qu'il leur reste ». Les mères qui reviennent effectivement en France sont placées en détention. Celles qui n'acceptent pas la détention ne peuvent pas rentrer et restent en territoire irako-syrien. Par ailleurs, les enfants doivent faire le deuil « d'un père glorifié dans la djihadosphère ». Ces pères restent là-bas le plus souvent. Quoi qu'il arrive, cette séparation avec leurs parents est inévitable et elle a des conséquences dommageables. Par exemple, « le soir venu, les éducateurs et assistants familiaux doivent souvent gérer les cris, cauchemars voire des cas d'encoprésie ». Il s'agit bien là de signes de traumatisme.

L'ancien Procureur de Paris François Molins avait qualifié ces enfants de « bombes à retardement », ce qui risque d'être interprété comme une fatalité. Nous devons tout de même rappeler que la plupart ont moins de deux ans. Un médecin nous dit qu'« avant d'être des lionceaux du califat, ces enfants souffrent surtout d'une rupture avec leur cercle familial ». Ce manque de cadre, de repère et d'instruction peut être dangereux. Le pédo-psychiatre Serge Hefez qui travaille avec eux explique qu'« ils sont dans un conflit de loyauté très fort entre leur lien affectif avec leurs parents, la vision du monde qu'ils leur ont transmise et une réalité qui est toute autre au retour […] ils présentent un clivage, une façon de se couper en deux. Ils essaient de se suradapter dans la situation dans laquelle on les met pour pouvoir survivre[1] ». Pour cela, il faut viser en priorité la guérison de certaines déviances et leur assurer un soutien au long cours ainsi qu'un retour à l'école. Tout ce qui est primordial à leur insertion. En outre, couper totalement le lien avec la famille et surtout avec la mère n'est pas la bonne option, quand bien même celle-ci est incarcérée. Pour reprendre les mots de Serge Hefez, « couper le lien c'est renforcer le conflit de loyauté, le parent devient un martyr, un saint. C'est l'inverse qu'il s'agit de faire ». Même si ces mères ont commis des erreurs, ces enfants ne méritent pas d'en être séparés totalement. Il faut les laisser se rencontrer, à condition que la mère n'ait pas une mauvaise influence sur l'enfant. Pour cela, ces rencontres pourraient se dérouler en présence d'un tiers tel un médiateur ou un éducateur.

En outre, l'expression de Frédéric Dard évoque un point très important : « L'atavisme, c'est comme la syphilis : les enfants trinquent ». Tout comme Zola qui a décrit l'atavisme de son siècle ou encore des sociologues et des psychiatres, beaucoup d'autres sont parvenus à la même conclusion. En d'autres termes, la majorité des personnes ayant subi des violences présentent un risque élevé de les reproduire à leur tour. Ainsi, nous pouvons craindre que ces petits qui sont déjà traumatisés deviennent des adultes dangereux pour eux et pour autrui.

Face à de tels traumatismes, c'est sur le remarquable concept de « résilience » repris par Boris Cyrulnik qu'il faut travailler. Il a vulgarisé ce concept, notamment dans l'ouvrage *Un merveilleux malheur* de 1999[2]. La résilience se définit comme la capacité d'adaptation d'une personne suite à un traumatisme. Elle consiste à se développer différemment après un traumatisme. Selon Boris Cyrulnik, la résilience des enfants isolés, qui se replient sur eux-mêmes, passe par la création pour eux d'une nouvelle « niche affective » afin de les réorienter vers les adultes. En outre, Cyrulnik explique que le pire frein à la guérison est le déni, qu'il

---

[1] C. BELAÏCH (2018). *L'accueil plein d'écueils des « enfants du jihad »*, Libération. Consulté le 5 novembre 2022, à l'adresse https://www.liberation.fr/france/2018/02/15/l-accueil-plein-d-ecueils-des-enfants-du-jihad_1630042/

[2] B. CYRULNIK (1999). *Un merveilleux malheur*. Odile Jacob.

compare à un plâtre : il faut l'assumer pleinement un temps avant de s'en débarrasser. Il faut se servir de mots, d'images adaptés à leur âge afin de « mentaliser » et donner un sens à ce qui leur est arrivé. L'absence de sens et la honte constituant d'autres freins importants à la résilience.

Enfin, nous constatons chaleureusement que l'État français semble prendre en compte la souffrance vécue par ces enfants. En 2019, le Défenseur des Droits a donné un mois au pouvoir exécutif pour qu'il fasse cesser de manière effective les traitements inhumains subis par les enfants de « djihadistes ». Ils souffrent de malnutrition, de manque de soins et d'une absence de scolarisation. Selon Jacques Toubon, la vie des enfants français en territoire irako-syrien est contraire à l'intérêt supérieur de l'enfant et porte atteinte à la Convention internationale des droits de l'enfant.

D'autres adhésions à des groupements peuvent être à l'origine de troubles mentaux. À titre d'exemple, l'adhésion au sein des gangs latino-américains fait sombrer beaucoup de jeunes dans la maladie mentale.

B. La surreprésentation des maladies mentales au sein des gangs

Est-ce la violence des gangs qui favorise la maladie psychiatrique ou est-ce les troubles mentaux qui favorisent l'adhésion à un gang ? Nous pensons qu'il est là aussi très difficile de répondre à cette question. Si certains pensent que pour rejoindre un gang il faut déjà être atteint d'une pathologie, nous préférons dire que c'est cette adhésion qui rend malade. Actuellement, plusieurs études nous permettent de poursuivre dans ce sens.

Une étude de Coid et al. réalisée en 2013 montre que « l'appartenance à un gang est associée à des taux élevés de troubles mentaux. Les membres d'un gang sont plus susceptibles que les membres n'en faisant pas partie d'être aux prises avec un trouble de la personnalité antisociale (57x), une dépendance à l'alcool ou aux drogues (6x et 13x), un trouble anxieux (2x) ou une psychose (2x)[1] ».

---

[1] *Op.cit.*

Encore d'autres études constatent que « la rumination de pensées violentes, la victimisation avec violence et la peur d'être victimisé davantage expliquaient les niveaux élevés de psychose et de troubles anxieux chez les membres de gang ». En effet, le fait de se sentir menacé en permanence amoindrit la santé mentale d'une personne.

Dans le film-documentaire « *La vida Loca*[1] » de Christian Poveda qui décrit l'environnement de jeunes membres de gangs du San Salvador, le parcours de ces jeunes latino-américains est dépeint de manière réaliste. Beaucoup de personnes rencontrées au cours du documentaire meurent lors d'affrontements entre gangs ; ces pertes précoces de proches et la perte de tout espoir d'avenir contribuent à affecter sans aucun doute l'état psychique. De plus, on remarque qu'ils ont une vive consommation de drogues pures avant l'âge de 21 ans, âge où le cerveau finit de se constituer. Cette ambiance violente et morbide, ajoutée à une forte consommation de drogues, rend forcément beaucoup plus vulnérable aux humeurs dépressives et aux idées suicidaires.

L'exposition massive et contrainte à la violence est aussi à l'origine de stress post-traumatique « Les jeunes membres de gang sont atteints de troubles mentaux tels que l'anxiété et le trouble de stress post-traumatique dans une proportion plus élevée que les autres délinquants » selon Laurier et al. en 2015. Le stress post-traumatique est un réel syndrome clinique qui se développe parfois lorsqu'une personne a été confrontée à un risque non négligeable pour sa vie ou celle d'autrui. La victime devient effrayée en permanence car elle se remémore sans cesse la peur qu'elle a eue. Ce stress pouvant corrélativement être à l'origine d'une dépression majeure.

Nous nous sommes longtemps intéressés au cas particulier des gangs latino-américains. Tout d'abord par passion pour les cultures amérindiennes. Aussi parce que nous avons été saisis d'empathie au fil de nos recherches. Historiquement, les ancêtres de ces jeunes ont beaucoup souffert de leur colonisation, même pouvons-nous dire de leur quasi-extermination.

---

[1] C. POVEDA (2009) Film-documentaire *La vida loca.*

Aujourd'hui, ils vivent souvent dans des contextes économiques et politiques tendus. Nous pouvons constater que l'adhésion à un gang n'a pas lieu par pur plaisir ou par accès de perversité. Rien que pour entrer dans un gang les filles doivent soit accepter de se faire violer, soit de se faire rouer de coups.

C'est un phénomène ancré dans certains pays, une « sous-culture » à part entière qui s'est créée en marge des sociétés démocratiques en réaction à l'insécurité. C'est la traduction d'une réaction de haine contre la misère et les injustices. Les descendants des natifs amérindiens n'ont toujours pas accès aux mêmes emplois, aux mêmes quartiers que les descendants des colons européens. Sans scolarisation, on peut dire sans forcément porter un jugement négatif mais simplement en constatant qu'il s'agit de réactions primitives.

Une fois qu'on a gouté à la violence, on peut la reproduire sans cesse. Elle devient une véritable folie, un vrai cercle de la violence.

Un autre sujet a particulièrement attiré notre attention ; celui de la récidive. Pourquoi est-ce que certains criminels réitèrent sans cesse leurs actes ?

Section 2 : La réitération des actes criminels

Nous évoquons ici le cas de la récidive. Un phénomène dur à endiguer mais non sans raison. En effet, le manque d'objectifs de réinsertion et de réintégration est flagrant.

Paragraphe 1 : De la récidive à proprement parler…

Nous exposons les statistiques relatives au taux de récidive en France (A) pour mieux saisir ce phénomène. Nous portons ensuite les critiques qui nous semblent légitimes (B).

A. Le constat effarant d'un taux élevé de réitération des infractions

En Médecine, la récidive consiste en une rechute de la maladie. En droit pénal, c'est le fait de commettre, après une condamnation définitive, une nouvelle infraction. C'est sur cette dernière que nous nous sommes penchés afin de comprendre quels ont été, et quels sont encore aujourd'hui les enjeux de la construction de la notion juridique de récidive. Nous allons d'abord procéder à une brève présentation historique de la récidive, pour ensuite s'intéresser à des analyses statistiques.

À la fin du XIVe siècle, on voit apparaitre le terme d'« incorrigible » pour faire référence aux criminels d'habitude. Mais à cette époque, ce terme est en réalité utilisé pour désigner les marginaux qu'il faut écarter de la société. Ensuite, c'est le fichage que l'on voit progressivement apparaitre. Ainsi, les premiers fichiers judiciaires appelés « sommiers » sont créés dès le XVIIIe siècle. Ils permettent de dire si un individu qui s'est fait arrêter par les forces de l'Ordre a déjà été l'auteur d'autres infractions. « Le Juge d'Ancien Droit était ainsi très libre de mettre en œuvre une suspicion de *consuetudo criminalis*, « d'habitude criminelle », liée bien souvent à l'errance. Elle lui permettait à la fois de prouver un crime et d'aggraver la peine ». Il convient de rappeler qu'à cette époque, bien que des prévisions légales existent, le Juge choisit arbitrairement les peines.

C'est plutôt à partir du XIXe siècle que la récidive devient un « problème à part et de gravité croissante »[1]. La création de la prison en est une preuve directe. Elle a pour but essentiel de corriger le coupable et de le rendre meilleur. À la même période, Bonneville de Marsangy invente le casier judiciaire et les premières statistiques font également leur apparition. En effet, *Le Compte général* de 1882 « retrace ainsi l'évolution de la récidive sur 50 ans ». La lecture de ces chiffres permet de constater « le flot toujours montant de la criminalité » et de faire de la récidive une question politique centrale. La récidive envisagée comme une technique d'aggravation de la peine sous l'Ancien Régime devient à partir de ce moment « un fait pénal (constaté par les statistiques) et un fait social (interprétation politique des statistiques) ».

Aujourd'hui, la stigmatisation de criminels récidivistes incorrigibles permet au Gouvernement de prouver qu'il agit pour les victimes. Plutôt que de traiter à la source les problèmes de

---

[1] B.SCHNAPPER. *« La récidive, une obsession créatrice au XIXe siècle », XXIe Congrès de l'Association française de criminologie : le récidivisme*. Paris, PUF, 1983, *p. 26*

société, le politique poursuit toujours plus sa lutte contre la récidive. En résumé, quelle que soit l'époque, la récidive a eu pour enjeu de créer une catégorie de criminels à part entière. « Le classement, la catégorie dresse des frontières, or toutes les frontières sont dangereuses, parce que poreuses, parce qu'elles emportent, comme le dit Pierre Bourdieu une division qui est aussi une vision du monde social[1] ». Ses frontières changent selon la politique pénale en place et selon ce qu'elle qualifie de normal ou de monstrueux à une époque donnée. Cela nous permet de tirer la conclusion selon laquelle la récidive est en réalité devenue un objet au service de la Politique. On peut se demander à quoi bon stigmatiser un individu sans pour autant tout mettre en œuvre pour le sortir de ce schéma. Quand on prend connaissance des récentes statistiques, le constat est alarmant. Elles indiquent clairement une carence de l'État dans la régulation de la criminalité.

Nous avons observé les statistiques de la récidive pour l'année 2006 sur le site du Gouvernement qui publie les chiffres officiels[2]. Les Cahiers d'études pénitentiaires et criminologiques n°33 (ci-dessus) révèlent que 61 % des personnes condamnées à une peine de prison ferme sont à nouveau condamnées à une peine de prison ferme dans les cinq années qui suivent. Alors que pour des sanctions « non-carcérales » telles que les peines de prison avec sursis, le travail d'intérêt général ou le placement sous surveillance électronique, le taux de récidive s'avère beaucoup moins élevé.

Pour cette raison, la Justice française a de plus en plus recours aux aménagements de peine et à des mesures alternatives aux poursuites pénales. Le site officiel du Gouvernement déclare même expressément : « La libération conditionnelle et les aménagements de peine entraînent des taux de récidive moins importants. Mais 80 % des personnes détenues sortent de prison sans aménagement de peine, et ce taux monte à 98 % pour les personnes condamnées à une peine inférieure à 6 mois. Bien que faisant

[1] M. SOULA. (2016). *Récidive et illusion rétrospective*. Consulté le 5 novembre 2022, à l'adresse https://journals.openedition.org/criminocorpus/3178

[2] http://www.justice.gouv.fr/include_htm/reforme_penale_chiffres_cles_plaquette.pdf, consulté le 5 novembre 2022

l'objet d'un large consensus positif, la libération conditionnelle a concerné en France, en 2012, moins de 8 000 personnes contre plus de 40 000 en Allemagne ».

Pourtant, au fil des années d'autres font le constat inverse. C'est par exemple le cas d'un rédacteur de Libération. Dans son article « Non, les peines alternatives ne sont pas deux fois plus efficaces que la prison ferme » du 1er Novembre 2017[1], Cédric Mathiot remet en cause les mêmes statistiques que nous avons évoquées plus tôt. Il s'est rendu compte que ces chiffres « proviennent d'une enquête réalisée dans le Nord en 2005 sur une cohorte de personnes condamnées en 1996. Cela montre le caractère relatif de ces statistiques, opérées sur seulement quelques personnes et publiées dix ans après. Elles ne sont donc pas valables pour permettre d'établir un constat national et la longue période qui s'est écoulée entre leur publication pose la question de leur caractère obsolète.

En outre, Cédric Mathiot signale aux lecteurs que le taux de recondamnation en général, « et plus seulement à une peine de prison ferme », est beaucoup plus important « pour les sortants de prison (72 %) que pour les personnes ayant bénéficié du sursis avec mise à l'épreuve (52 %) ». Mais selon lui, cela ne permet pas forcément de lier la nature de la peine et la récidive. Il nous avertit par le biais de plusieurs hypothèses. Il dit que l'« on peut imaginer que les condamnés à des peines alternatives récidivent moins que les autres pour d'autres raisons que la nature de leur peine » ou encore que « les juges les ont condamnés à des peines alternatives précisément parce qu'ils présentaient des risques de récidive inférieurs ». Ces hypothèses nous paraissent justes. En effet, par leur appréciation souveraine, les Juges privilégient les peines alternatives lorsqu'ils pressentent qu'il y a peu de risque de récidive. De ce fait, si ces statistiques ont été réalisées sur une cohorte d'individus pour lesquels les Juges ont estimé qu'ils

---

[1] C. MATHIOT (2017). *Non, les peines alternatives ne sont pas deux fois plus efficaces que la prison ferme*. Libération. Consulté le 5 novembre 2022, à l'adresse https://www.liberation.fr/desintox/2017/11/01/non-les-peines-alternatives-ne-sont-pas-deux-fois-plus-efficaces-que-la-prison-ferme_1607174/

présentaient peu de risque de récidiver et qui n'ont ainsi pas été condamnés à de la prison ferme, elles sont forcément biaisées.

Ainsi, le système carcéral et les statistiques qui sont produites font aujourd'hui l'objet de vives critiques, que nous rejoignons pour la plupart. Il s'agit dès maintenant de présenter les failles et les effets délétères du système carcéral.

B. Critiques du système actuel de réintégration des criminels en général

Un des thèmes majeurs à la Révolution portait sur l'exaltation, la perfectibilité humaine mais on semble aujourd'hui bien loin de l'optique utilitariste de l'emprisonnement… On entend beaucoup parler des causes de la récidive pourtant, au fil de nos recherches, nous nous sommes aperçus qu'il en existait une qui est majeure (1). Nous avons également pu constater avec effroi les dommages causés par l'enfermement sur la santé mentale des détenus (2).

1) Les causes multiples ou LA cause principale de récidive

Nous nous sommes intéressés à la prison en tant que cause de la récidive plus particulièrement qu'à d'autres, bien que cela puisse paraitre original à première vue. Pourtant, beaucoup pensent désormais que la prison est un système probablement dépassé. Nous sommes convaincus que cette idée d'un au-delà de la prison mérite que l'on s'y penche davantage. De nombreux résultats de recherches aboutissent à la même conclusion selon laquelle l'emprisonnement accroit le risque de récidive.

Qu'on l'envisage de manière préventive ou répressive, la prison fait aujourd'hui l'objet d'une importante remise en question. Certains s'interrogent uniquement sur des moyens de déflation carcérale, alors que d'autres vont jusqu'à imaginer totalement la fin de l'emprisonnement. C'est donc le système carcéral actuel lui-même qui se révèle être la principale cause du problème de réitération des infractions. La solution dont l'on croyait bénéficier depuis des siècles serait en réalité le problème.

Selon le célèbre Michel Foucault, philosophe français, « la généralité carcérale, en jouant dans toute l'épaisseur du corps social et en mêlant sans cesse l'art de rectifier au droit de punir, abaisse le niveau à partir duquel il devient naturel et acceptable d'être puni »[1]. Ainsi, en incarcérant des individus « dangereux » pour la société sans pour autant chercher à les rendre meilleurs, l'État ne résout pas entièrement ce problème. Un enfermement, s'il s'avère dénué de tout sens pour la personne qui en fait l'expérience, ne donne en aucun cas l'assurance d'un changement futur de comportement de manière positive.

C'est par ailleurs l'idée que si la peine n'est pas intégrée, acceptée, l'individu risque d'être envahi d'un sentiment d'injustice. Or, un enfermement sans perspective d'avenir peut engendrer haine et/ou ambitions vengeresses. Si le détenu sort de prison comme il y est entré, ou plus dangereux encore, l'emprisonnement n'est pas une défense de la société mais bien une menace pour celle-ci. L'emprisonnement fait donc figure de mesure de représailles pour la petite délinquance et fait état des inégalités sociales, les peines de prison visant souvent une population modeste.

Par ailleurs, il semble opportun de rappeler que l'enfermement carcéral est une atteinte à la liberté individuelle, primo-droit des individus et qui est quasi naturel (inhérent). De ce fait, la détention ne devrait être qu'exceptionnelle. En effet, c'est par le contrat social que l'Homme a accepté de restreindre sa liberté dans des conditions particulières. Ainsi, dans un État de Droit les individus acceptent de voir peser sur eux le risque d'être traduits en Justice pour leurs actes (dans le cas où ils seraient commis en violation de la Loi). Michel Foucault définit la prison comme « la détestable solution dont on ne saurait faire l'économie ». Il s'agit alors, *a priori*, d'un système que chaque État aurait bien du mal à quitter du fait de sa pérennité et de son universalité.

Mais l'enfermement porte également atteinte à la dignité de l'Homme. Le principe de dignité renferme en lui le respect que mérite, du fait de sa nature même, un être humain. Il n'est défini clairement par aucun texte, alors qu'il figure dans de nombreux textes internationaux tels que la Charte des Nations-Unies de 1945, la Déclaration universelle des Droits de l'Homme de 1948. Par ailleurs, la Jurisprudence fait souvent référence à ce principe

[1] M. FOUCAULT. « Chapitre III. Le carcéral », dans : *Surveiller et punir*, sous la direction de FOUCAULT Michel. Paris, Gallimard, « Tel », 1993

lorsqu'elle condamne les éventuelles atteintes physiques et/ou morales subies par les personnes. Dans une décision du Conseil Constitutionnel du 27 juillet 1994[1], il est jugé que : « la sauvegarde de la dignité de la personne humaine contre toute forme d'asservissement et de dégradation est un principe à valeur constitutionnel ». Ainsi Robert Badinter, fervent combattant pour la dignité humaine a longtemps considéré l'état de nos prisons comme : « une humiliation, un scandale permanent pour la France ». Selon lui, il fallait agir rapidement pour réduire la surpopulation carcérale. Il a pu parler de « léproserie pénitentiaire ». Son discours est corroboré, notamment par Claude Jorda (haut magistrat français) selon lequel les prisonniers font face à un « entassement dans les cellules vétustes, des douches trop rares et exiguës, des infirmeries sans moyen, un chauffage défaillant […]. »

Dans l'ouvrage *L'exigence de Justice*[2], Jean-Marie Delarue, un ancien contrôleur des lieux de privation de liberté, livre ce qu'il a pu observer au cours de ses fonctions lors de visites des établissements pénitentiaires. Il dit d'une part, que « la détention de chacun se vit, à l'égard de l'administration pénitentiaire, comme une très grande solitude » et d'autre part, qu'il existe un « sentiment de différence qu'inspire aux hommes libres un être condamné ». Les détenus ou anciens détenus doivent faire face non seulement au fait d'être isolé du reste de la population, mais ils doivent aussi supporter l'ostracisme, le rejet des autres citoyens. Deux sentiments aussi dangereux l'un que l'autre pour la santé mentale. Ainsi, et cela est incontestablement lié : on peut observer qu'il y a sept fois plus de suicides en prison qu'en liberté. D'autant plus qu'il manque l'assistance de médecins, de psychologues et de juristes dans beaucoup d'établissements carcéraux.

Dans un rapport remis au garde des Sceaux en 2000, Guy Canivet[3] (magistrat et membre du Conseil Constitutionnel) dit que

---

[1] Décision n° 94-343/344 DC du 27 juillet 1994. Conseil constitutionnel. Consulté le 5 novembre 2022, à l'adresse https://www.conseil-constitutionnel.fr/decision/1994/94343_344DC.htm

[2] Mélanges en l'honneur de R. BADINTER. (2016). *L'exigence de justice.* Dalloz

[3] Rapport de la Commission à Madame le Garde des Sceaux, ministre de la Justice. *Le contrôle externe des établissements pénitentiaires,* juillet 1999.

« pour résoudre le paradoxe qui consiste à réinsérer une personne en la retirant de la société, il n'y a d'autre solution que de rapprocher autant que possible la vie en prison des conditions de la vie à l'extérieur. » Selon ce dernier, le traitement du détenu doit correspondre aux valeurs d'un État régi par la prééminence du Droit dont les principes fondamentaux et l'objectif primordial tendent à la garantie des Droits de l'Homme. Et d'après les dernières recommandations du Conseil de l'Europe prenant acte des effets néfastes de l'emprisonnement en 2016, les États membres doivent privilégier les peines alternatives et faire de la prison un « mode exceptionnel d'exécution d'une sanction pénale ». Mais ils doivent également revoir le fonctionnement des établissements pénitentiaires, « de sorte que la vie à l'intérieur soit aménagée de manière aussi proche que possible de celle de l'extérieur, et que les personnes détenues aient l'occasion d'exercer des responsabilités personnelles durant leur détention ».

Dès lors, s'érige devant nous la question des solutions qui pourraient être engagées dans les prochaines années. Déjà à l'époque des Lumières on pensait à « ravir à l'Homme la possibilité d'expier son forfait par son repentir ou par des actes de vertus »[1]. Voltaire disait au sujet de l'incendiaire qu'au lieu de le carboniser il fallait le dédier à un travail utile. Il y a cette idée de racheter son erreur en agissant pour la société. Il nous vient tout de suite à l'esprit la notion de travail d'intérêt général, mise en œuvre partiellement en France. Par ce biais-là, l'État et la société montrent qu'ils désapprouvent l'acte et non pas le délinquant. Ainsi le « moi » n'est pas rejeté par les autres.

Si on ne veut pas être totalement abolitionniste, tout comme Jean-Marie Delarue, on peut insister sur la « conviction croissante (et statistiquement établie) qu'une fin d'incarcération préparée et accompagnée est bien préférable, notamment en matière de prévention de la récidive, à une sortie sèche ». En effet, il y a des

---

Consulté le 5 novembre 2022, à l'adresse https://www.vie-publique.fr/sites/default/files/rapport/pdf/004001169.pdf

[1] M. DE ROBESPIERRE. *Discours sur la peine de mort*, prononcé devant l'Assemblée constituante le 30 mai 1791. Consulté le 5 novembre 2022, à l'adresse https://www.assemblee-nationale.fr/histoire/peinedemort/30_05_1791.asp

cas réels où des individus ont pu suivre des études en prison et parfaire leur personnalité.

Quoi qu'il en soit, la seule condition à l'efficience de ces hypothèses est qu'il faut davantage de moyens, plus d'agents d'insertion et de probation pour suivre les condamnés. L'enfermement sans perspective d'avenir, la surpopulation carcérale et le mauvais suivi contribuent sans aucun doute à la récidive. Mais au-delà de la récidive, ces mauvaises conditions de détention peuvent exacerber voire même faire naitre des pathologies mentales chez les détenus.

2) Des pathologies dues à l'enfermement

Certains individus peuvent être affectés de troubles mentaux pendant leur détention carcérale. Et cela d'autant plus lorsqu'ils sont mêlés à une population qui est, elle, déjà atteinte de certaines pathologies. Nous pensons que l'enfermement en lui-même est rude à chacun d'entre nous. L'enfermement est traumatisant lorsqu'il est vécu au contact d'individus sans empathie. L'affection mentale la plus rencontrée en prison est la personnalité psychopathique (ou « antisociale »). Il existe en effet une prévalence de la personnalité antisociale en prison de 60 %[1]. Nous ne disons pas qu'elle est contagieuse pour les autres détenus, mais il est certain que le fait d'être entouré de personnes faisant état d'une froideur et d'une dangerosité extrêmes peut perturber la santé mentale.

Par ailleurs, des études convergentes indiquent que la détention en milieu carcéral peut être à l'origine de troubles psychotiques. Les délires paranoïaques ou la schizophrénie peuvent ainsi survenir chez les détenus qui n'ont pourtant pas été diagnostiqués de la sorte auparavant. Un article de Caroline Protais (sociologue) de 2004 révèle une étude épidémiologique réalisée par Bruno Falissard et Frédéric Rouillon. Elle indique que le nombre de personnes présentant des troubles psychotiques représente 24 % de la population carcérale[2].

---

[1] *Op.cit.*
[2] *Op.cit.*

D'autre part, nous voulons montrer que l'enfermement à lui seul peut être à l'origine de pathologies mentales. À cette fin, nous allons aborder l'article d'un psychiatre des hôpitaux[1], Gérard Laurencin.

Celui-ci explique que « la population sous écrou reste à haut risque suicidaire [...]. L'écrou, l'enfermement et le quotidien de la vie carcérale représentent des évènements stressants, parfois constitutifs de véritables traumatismes psychoaffectifs ». Selon le psychiatre, la contention spatiale et la mise à l'écart sont à l'origine d'une perte de repères affectifs, familiaux, professionnels et environnementaux. De plus, il avertit sur le fait que le manque d'activités au sein de la prison « majore la sensation d'ennui et de vide ». Il ajoute à cela le fait que les relations entre détenus sont elles aussi parfois traumatisantes, puisque certains peuvent éprouver « un sentiment d'insécurité personnelle intense » générant ainsi une forte anxiété.

Par ailleurs, un autre article[2] évoque la survenance d'un « état de stress post-traumatique (ESPT) consécutif à l'incarcération ». Ce stress post-traumatique est directement occasionné par le choc de l'incarcération, mais aussi par la stigmatisation qui s'en suit. En effet, « Parce que l'emprisonnement et la condamnation sont en quelque sorte la preuve de la culpabilité, ce par quoi la réputation est à jamais publiquement ruinée, le stigmate est d'abord causé par la prison ». Bien sûr, il faut toujours garder à l'esprit que le vécu de chacun est bien évidemment subjectif. Cependant, il semble quand même qu'une grande majorité de détenus incarcérée pour de lourdes peines en ressort traumatisée. L'article nous dit que certains prisonniers, notamment les auteurs d'infraction à caractère sexuel, sont persécutés par d'autres détenus voire même violés. D'autant que ces viols ne seront quasiment jamais dénoncés, par peur de représailles ou encore par honte.

---

[1] G. LAURENCIN (2015). *Condition carcérale et souffrance psychique.* Rhizome, 56, 7-8. Consulté le 5 novembre 2022, à l'adresse https://doi.org/10.3917/rhiz.056.0007

[2] L. NOALI (2016). *La peine après la peine*. Consulté le 5 novembre 2022, à l'adresse https://journals.openedition.org/champpenal/9314

De plus, les détenus en général sont souvent témoins de scènes d'horreur telles que des suicides ou tentatives, des actes auto-mutilatoires et des agressions verbales ou physiques. Ainsi, beaucoup d'individus incarcérés vivent leur peine dans un environnement imprégné d'insécurité. Aucun équilibre ne peut être trouvé en prison, de ce fait on se demande comment la sortie peut être appréhendée sereinement. La prison s'avère alors anxiogène, déprimante et fortement déstructurante. Autant de facteurs qui ne sont « pas vraiment de nature à améliorer l'équilibre et la santé mentale ». L'auteur de l'article nous fait enfin part d'une étude probante, basée sur l'échelle de Holmes et Rahe établie en 1967. Celle-ci évalue « le stress causé par l'adaptation au changement ». Et elle révèle que le traumatisme lié à l'enfermement « a été chiffré à 63 [...] » et qu'il serait « équivalent à celui provoqué par la mort d'un proche, et se situe ainsi en 4e position parmi une quarantaine d'évènements stressants évalués entre 11 et 100 selon la même grille d'évaluation ».

Nous pouvons dès lors nous faire une idée à propos de la prison et des lourdes peines en relevant que celles-ci s'avèrent être à l'origine d'« irritabilité, hyperactivité, nervosité, peurs, insomnie, cauchemars, souvenirs récurrents de la période de persécution, symptômes diffus d'anxiété, dépression » et surtout d'isolement social.

Sans vouloir apitoyer et en respectant les avis de chacun, il semble désormais opportun de se pencher sur un type de détenus qui peut également souffrir de l'incarcération mais pas seulement. Il semblerait que ce soit le cas très particulier des *serial killers* (tueurs en série). En effet, en dehors de l'incarcération, ces individus restent enfermés dans leurs pulsions criminelles tout au long de leur vie.

Paragraphe 2 : ...à l'analyse fascinante des *serial killers* (tueurs en série)

Au sein d'une universalité de criminels, il en existe un type qui dépasse tout ce que l'être humain peut imaginer d'horreur : *les serial killers*. Le terme de *serial killer* (« tueur en série ») est de nos jours fréquemment employé. Il a été popularisé par Robert

Ressler[1] en 1970 à l'occasion du procès du tristement célèbre Ted Bundy. Aujourd'hui, ce terme désigne des criminels ayant assassiné au moins trois personnes, souvent avec un mobile qui sort de l'ordinaire et dans un laps de temps qui peut différer, en allant de quelques jours à plusieurs années selon le criminel. Les américains ont d'ailleurs créé une classification des *serial killers* qui distingue deux types d'individus : les sociopathes et les psychotiques. Cependant nous verrons la différence entre ces deux personnalités dans un développement à part entière.

Pour l'heure, nous allons nous intéresser aux traits que peuvent avoir en commun les tueurs en série et notamment ceux qui permettent de les qualifier ainsi (A). Toutefois, il conviendra ensuite de s'intéresser aux singularités que l'on peut retrouver chez certains tueurs en série, en évoquant aussi certains profils (B).

A. Les caractéristiques permettant d'identifier ce type de criminel

Nous tentons ici de réunir les caractéristiques communes aux *serial killers,* autrement dit celles qui permettent de les qualifier ainsi. Il s'agit d'individus qui se font généralement remarquer en tout premier lieu par le biais de la délinquance, mais qui rejoignent finalement la criminalité par manque de satiété. Beaucoup ont débuté par des actes de pyromanie, puis sont passés à l'acte sur des animaux avant de s'en prendre à maintes reprises à des êtres humains.

Tout d'abord et selon le Département des Sciences du Comportement, 98 % des *serial killers* sont psychopathes (troubles innés). Pour le peu qu'il reste, on devient *serial killer* (acquis). Concernant la première affirmation, des chercheurs se sont en effet aperçus de l'existence d'un gène qui se retrouve chez plusieurs tueurs en série. Il s'agit du gène « MAOA » (monoamine oxydase A) qui se développe uniquement chez les hommes. Cela peut d'ailleurs expliquer pourquoi ils sont plus nombreux à être des *serial killers* que les femmes. Ce gène aurait un impact sur le passage à l'acte criminel des individus qui le présentent. Il est effectivement à l'origine d'un dérèglement de la dopamine et de la

[1] Agent du F.B.I. (Bureau fédéral d'investigation des États-Unis)

sérotonine qui sont les deux substances qui régulent notre impulsivité. Ainsi, ce gène provoquerait un mauvais voire une absence totale de contrôle de l'impulsivité des individus qui en sont porteurs. Ceux-ci seraient alors plus en proie à des comportements violents et agressifs.

Par ailleurs, l'ajout d'un autre facteur à ce gène s'avérerait très dangereux : il s'agit notamment de l'altération du cortex préfrontal. Cette zone du cerveau située à l'arrière des yeux conduit l'éthique et la morale d'un individu ; elle fonctionne comme une sorte de mécanisme de censure, contrôlant elle aussi nos comportements impulsifs et violents. Des études surprenantes ont révélé d'importantes différences entre le cortex préfrontal de la population générale et celui des tueurs en série laissant apparaitre de multiples lésions. Certains pensent avec force que cela explique chez ces individus l'absence d'empathie et de remord. Dans un livre intitulé *The anatomy of Evil*[1], le docteur américain Michael H. STONE expose les traits de personnalité communs aux tueurs en série. Il a confirmé la théorie de l'inné dans une Interview pour le magazine Vice en disant que « certaines personnes, surtout des hommes, naissent simplement avec une sorte de déficit d'empathie et de compassion[2] ».

Cependant, nous préférons rester avertis face à ce type de conclusions. Un individu sur cinq serait porteur du gène MAOA au sein de la population générale, sans nécessairement devenir criminel ou même délinquant. Autrement dit, ce gène ne conduit ni directement ni de manière certaine tous ceux qui en sont porteurs à devenir des personnes violentes. Certes il a probablement un effet prédisposant à la violence, mais nous préférons expliquer la criminalité par d'autres facteurs qui s'avèrent beaucoup moins incertains et qui relèvent plus de l'ordre du social. Selon nos recherches, c'est plutôt le vécu d'une personne qui peut

---

[1] M. H. STONE (2009). *The anatomy of Evil.* Prometheus Books.

[2] L. REDACTION (2018). *Ce point commun que partagent tous les tueurs en série*. Gentside. Consulté le 5 novembre 2022, à l'adresse https://www.gentside.com/societe/ce-point-commun-que-partagent-tous-les-tueurs-en-serie_art82498.html

la faire basculer ou non dans la criminalité. Nous verrons, au moment d'évoquer les facteurs principaux de la criminalité, que ces théories déterministes tenant à la génétique ont toutes été controversées au fil des années. Selon Alain BAUER, « la détermination de cause biologique unique et presque universelle (de la criminalité) est sans doute une chimère, de l'aveu même des scientifiques [1]».

Bien au-delà des observations physiologiques et neurologiques qui sont difficiles à soutenir aujourd'hui, les études relatives aux tueurs en série indiquent toute une information cruciale concernant leur enfance. En effet, près de 90 % ont eu une enfance chaotique. Le Docteur Michael H. Stone cité plus haut a remarqué que « ceux qui commettent des actes jugés ignobles ont souvent été élevés dans des conditions très difficiles. Ceux nés avec une capacité à l'empathie ont vu leurs sentiments positifs être réduits à néant par la misère environnante, qui les a touchés lors de leurs premières années ». Ils ont grandi dans des familles instables et montrent généralement des signes de voyeurisme et de sadomasochisme dès le jeune âge. Mais ces données sont parfois contestées puisqu'il existe des tueurs en série qui ont reçu une éducation et qui ont grandi au sein de foyers plutôt sains et aimants. C'est notamment le cas de Ted Bundy.

Que l'on soutienne la théorie de l'inné ou de l'acquis, ou encore celle de l'enfance chaotique, le docteur Michael H. Stone conseille de repérer dès le plus jeune âge les psychopathes afin de stopper tout risque de basculement. Nous soutenons alors que s'il est possible de les traiter jeunes, c'est bien qu'ils ne sont pas déterminés et voués à être des « monstres » toute leur vie. Mais dès lors, comment mieux les cerner ? En rassemblant d'autres caractéristiques communes, tout comme l'a fait le Docteur Elizabeth Yardley, directrice du Centre de criminologie appliquée à l'Université de Birmingham City aux côtés des experts du magazine « Real Crime[2] ». Ils ont en effet mis en exergue cinq

---

[1] A. BAUER (2013), *Dictionnaire amoureux du Crime*, Plon.

[2] P. LOUIS (2019). *5 caractéristiques que les criminologues ont décelées chez les tueurs en série, en êtes-vous un ?* Daily Geek Show. Consulté le 5 novembre 2022, à l'adresse https://dailygeekshow.com/reperer-tueur-serie/

caractéristiques que l'on retrouve chez la grande majorité de tueurs en série.

D'abord, il existe chez eux un désir intense de pouvoir. Selon ces experts de Real Crime, « Les tueurs en série ont généralement une réelle affinité avec le pouvoir. Même lorsqu'ils se sont fait arrêter, ils aiment avoir l'impression de contrôler la situation [...] Ils aiment exercer un contrôle sur les gens. Souvent, ils dissimulent des informations capitales dans le but de conserver le pouvoir qu'ils ont sur la situation, même si cela n'est pas vrai. C'est aussi un moyen d'attirer l'attention et de faire valoir la vision déformée qu'ils ont de l'autorité[1] ». Ainsi, ils ont le sentiment de devenir autre chose que victime, vengeant corrélativement l'enfance difficile qu'ils ont pu subir. Ils deviennent en quelque sorte l'égal de Dieu ou de la Nature en s'arrogeant le pouvoir suprême de donner la mort. Loin de les affaiblir, le passage à l'acte criminel leur donne au contraire un regain d'estime de soi.

La deuxième caractéristique qui a été retenue par le Docteur Yardley et les experts mentionnés ci-dessus est la manipulation. En effet, les *serial killers* sont de grands manipulateurs qui éprouvent un besoin de plaire. Ils se font passer pour des êtres bienveillants et vulnérables, cachant par là leur personnalité sinistre. En plus d'exercer l'art de la manipulation sur les personnes, ils savent modifier les faits à leur guise.

Par ailleurs, les tueurs en série se révèlent assez prétentieux et égoïstes. Le Docteur Yardley affirme que « les tueurs en série [...] aiment se vanter des meurtres qu'ils ont commis, aussi bien auprès de leurs complices, de leur prochaine victime, des policiers ou même auprès d'eux-mêmes[2] ». Elle donne l'exemple de certains tueurs en série qui retournent sur le lieu où ils ont enterré leur victime pour s'y prendre en photo. Il y en a même qui ont écrit leurs histoires morbides ou qui sont flattés à l'idée d'être interviewés.

Autre caractéristique commune aux *serial killers* : l'intelligence. Ils sont en effet souvent intelligents voire très intelligents. Ils peuvent ainsi s'adapter à leurs interlocuteurs en cernant parfaitement leur personnalité. Certains tueurs en série gagnent la

---

[1] *Ibid.*

[2] *Ibid.*

confiance de leurs victimes soit en simulant un handicap soit en jouant les policiers par exemple.

Enfin, le Docteur Yardley et les experts du magazine précité[1] désignent comme dernier point commun des tueurs en série le fait qu'ils soient impliqués. Ils évoquent par là l'idée que la plupart des tueurs en série sont bien insérés socialement et professionnellement. Dans la plupart des cas, leur entourage est loin de se douter qu'il côtoie un vrai chasseur.

Nous venons d'analyser les caractéristiques qui sont propres aux tueurs en série et que l'on retrouve généralement chez chacun d'entre eux. Pourtant, sans nier leur existence mais en étant un peu réfractaires aux généralités, nous nous sommes intéressés à des profils particuliers et à leurs singularités. Car tout comme les individus en général, tous les tueurs en série ne se ressemblent pas. Selon Daniel Zagury à propos des tueurs en série, « la monstruosité de leurs actes demeure tragiquement et pitoyablement humaine[2] ». Derrière le monstre, subsiste l'homme.

B. La pluralité de profils et leurs singularités

Ici nous souhaitons faire part d'une remarque que nous nous sommes faite à propos des tueurs en série au fil de nos recherches. En effet, même si nous avons pu voir qu'ils ont certaines caractéristiques communes, il faut savoir qu'ils peuvent aussi être très différents les uns des autres. Des différences qui peuvent se situer au niveau de leur personnalité, de leurs crimes, leurs mobiles, leurs victimes, leurs rituels et façons d'agir…

Ces divergences sont des éléments qui ne facilitent pas la tâche de caractérisation ou de « profilage » d'un tueur en série. Quand un *serial killer* a un profil vraiment propre, il est souvent très dur à arrêter car il ne fréquente pas les mêmes lieux que les autres tueurs en série ou encore il n'approche pas les mêmes victimes. Toutefois, l'ancien agent du FBI (*Federal Bureau of Investigation),* John Edward Douglas qui a eu une influence dans l'arrestation de nombreux tueurs en série semble affirmer

---

[1] *Ibid.*

[2] A. GARAPON et D. SALAS (1997). *La Justice et le mal*, propos de D. ZAGURY, « Le tueur en série », Paris, Odile Jacob.

l'inverse. En effet, dans un de ses ouvrages il cite une réplique que l'on retrouve dans *Sherlock Holmes* : « la singularité constitue presque toujours un indice. Plus un crime manque de caractéristiques, plus il est banal et plus il est difficile de l'élucider[1] ». Douglas poursuit avec ses propres mots en disant que « plus nous avons d'éléments comportementaux, plus le profil et l'analyse que nous fournirons à la police locale seront précis et plus celle-ci pourra réduire le nombre de suspects potentiels et trouver enfin le coupable[2] ». Nous allons alors étudier ces particularités tour à tour.

S'agissant d'abord des différents mobiles, certains tueurs en série sont organisés et sont à la recherche d'une maitrise totale du déroulement de leur acte morbide. C'est cela qui provoque en eux une satisfaction. Pour d'autres, les crimes représentent l'assouvissement d'un fantasme, qu'il soit sexuel ou morbide. Dans d'autres cas cependant beaucoup moins fréquents, les *serial killers* ne tuent que pour des mobiles d'ordre financier, par appât du gain, tout comme Henri Désiré Landru.

Quant à la matérialité de l'acte, tous les tueurs en série n'utilisent pas forcément d'objets. Il y en a qui étranglent leurs victimes, d'autres qui les tuent par balle ou par arme blanche. Dans le livre *Agent spécial du FBI, j'ai traqué des serial killers*[3] de John Douglas et Mark Olshaker il est fait mention d'une victime morte étranglée avec la bandoulière de son sac à main par un tueur dit désorganisé, dénommé Carmine Calabro. Tous les éléments utilisés dans l'attaque appartenaient à la victime. Le tueur n'avait rien apporté. Enfin, à propos des moyens utilisés, il semble également opportun de signaler que les femmes tueuses ont davantage recours aux armes à feu ou à l'empoisonnement que les hommes qui, eux, préfèrent sentir mourir leur victime le plus souvent.

Concernant cette fois le *modus operandi*, plus communément appelé « mode opératoire », les divergences sont encore plus nombreuses. La plupart des tueurs en série ont recours à la ruse pour appâter leurs victimes. Ils vont souvent converser avec elles

---

[1] J. DOUGLAS, M. OLSHAKER (1995). Mindhunter. Traduction française (1997). *Agent spécial du FBI, j'ai traqué des serial killers*. Éditions du Rocher, Monaco.

[2] *Ibid.*

[3] *Ibid.*

pour les mettre en confiance et pour instaurer le climat qu'ils souhaitent. Pourtant, il arrive que certains tueurs en série approchent leurs victimes par surprise, de nuit par exemple et sans n'avoir aucune conversation avec elles avant le passage à l'acte. Ces derniers peuvent rentrer au hasard dans des maisons avec l'espoir de trouver une victime qui les satisfera. Certains suivent des jeunes femmes, en attendant qu'elles garent leur véhicule et quand elles en sortent, les poussent à l'intérieur puis les emmènent vers le lieu du crime. D'autres encore sont plus passifs dans leur recherche de victime, notamment Ed Kemper qui prenait des auto-stoppeuses se laissant ainsi aller au jeu du hasard, ce qui devait sans doute encore plus l'exciter. Il se livrait ensuite à de la nécrophilie c'est-à-dire qu'il ne commettait des actes sexuels sur ses victimes que *post-mortem*.

En outre, certains mutilent leurs victimes et dans ce cas aussi on peut rencontrer des différences, notamment au niveau des parties du corps qui sont visées. En effet certains préfèreront mutiler les parties génitales alors que d'autres couperont la tête de leur victime, cela étant très significatif sur le type de tueurs en série dont il peut s'agir et sur les motivations de celui-ci. Le saccage des parties génitales des victimes féminines semble par exemple évoquer la haine des femmes. Il s'agit souvent de tueurs qui ont eu des relations difficiles avec leur mère. Aussi, dans les années 80 une jeune femme a été retrouvée morte avec un pic à glace qui sortait de son oreille. Autre cas parmi les plus inconcevables, celui du tueur en série très particulier Ottis Toole qui a avoué s'être adonné au cannibalisme. Il a même écrit une recette de sauce à base de sang humain.

Par ailleurs, d'autres divergences essentielles existent au sein de la criminalité des tueurs en série et sont cette fois en lien avec les victimes. En effet, les *serial killers* ne s'en prennent pas aux mêmes victimes. En général, les plus grands tueurs en série tuent des jeunes femmes qui s'avèrent être des proies faciles. Mais d'autres font des choix de victimes plus éclectiques, s'en prenant à des hommes et des femmes d'âges et de milieux différents.

Cette différence dans le choix des victimes est manifeste lorsque l'on compare celles des tueurs hommes à celles de tueuses. En effet, les femmes tuent le plus souvent des victimes qu'elles connaissent alors que les hommes ne connaissent que très peu les leurs. « Les hommes tueurs en série sont ainsi six fois plus enclins à tuer un inconnu. Les femmes, elles, sont deux fois plus disposées à s'en prendre à un visage familier. Autre différence, plus de 65 % des hommes ont harcelé, suivi ou épié leurs victimes, contre seulement près de 3,6 % des femmes[1] », selon Marissa Harrison, professeure de psychologie à l'université d'état de Pennsylvanie.

Pour revenir à notre sujet et achever notre propos au sujet des tueurs en série, nous retenons que beaucoup d'entre eux présentent des troubles mentaux. Qu'ils soient effectivement diagnostiqués malades ou non, il existe un consensus sur le fait qu'ils ne sont pas saints d'esprit. Mais alors, qui peut devenir criminel un jour ? Existe-t-il un profil parfait du tueur ?

Et parmi les malades, lesquels risquent un jour de passer à l'acte et pourquoi ? Nous nous attelons à défendre l'idée que les malades mentaux sont stigmatisés et ne sont à l'origine que d'un faible taux de criminalité. Cela nous indique que parmi ceux qui deviennent des criminels, il y a des spécificités qu'il faut tenter de cerner.

---

[1] Slate.fr. (2019). *Les serial killers hommes et femmes choisissent leurs victimes différemment*. Consulté le 5 novembre 2022, à l'adresse https://www.slate.fr/story/174927/serial-killers-hommes-femmes-choix-victimes-different

DEUXIÈME PARTIE

La nécessaire prise en compte des spécificités majeures du malade mental criminel

Avant le XXe siècle, on ne distinguait que très peu les tueurs des malades mentaux. En d'autres termes, l'opinion pensait que tout tueur était un malade mental. Dans cette partie, il s'agit d'abord d'aller à la rencontre des facteurs qui sont à l'origine du passage à l'acte des criminels en général et des explications devenues obsolètes à ce sujet. Puis il faut nécessairement s'intéresser aux facteurs ayant pu conduire les rares mais « vrais » malades mentaux à devenir des tueurs.

Cependant, nous nous sommes aperçus que la maladie mentale n'était en réalité qu'un facteur minime dans le passage à l'acte des malades mentaux, qui n'a même jamais été avéré scientifiquement. Finalement, les facteurs de la criminalité générale et ceux de la criminalité (rare) des malades mentaux se recoupent très largement. C'est pourquoi nous avons décidé de les évoquer presque conjointement et de partir du général pour se rapprocher de ce qui nous intéresse plus particulièrement. Autrement dit, les malades mentaux étant des êtres humains à part entière, nous tenons à montrer qu'ils peuvent un jour être poussés à commettre l'irréparable pour les mêmes motifs que n'importe quel autre tueur.

Au cours de cette démarche déductive, il nous faut tout de même dissocier deux éléments très importants. En effet, parmi les facteurs ayant pu pousser à commettre un crime, nous opposons les facteurs tenant à la personne et à l'individualité du tueur qu'il soit malade ou non (Chapitre 1) à d'autres facteurs qui sont, eux, totalement extérieurs à sa personnalité (Chapitre 2).

Chapitre 1 : Les facteurs individuels de criminalité des personnes malades mentales

Lorsque l'on parle de « facteurs individuels », on décide d'écarter tous les éléments extérieurs à un individu qui auraient pu le conduire à commettre un crime. Ainsi, nous allons voir dans ce premier chapitre en quoi des éléments tenant à la personnalité d'un individu, à son vécu personnel et à son enfance peuvent le conduire à un passage à l'acte meurtrier. Que le criminel souffre ou non de maladie mentale, il faut essayer d'appréhender l'individu criminel avant de s'intéresser particulièrement à la folie criminelle du malade mental.

Nous allons d'une part évoquer l'apparition de différentes théories qui ont eu pour finalité d'établir en vain un seul profil-type de tueur mais qui ont tout de même permis de capter la grande hétérogénéité qui existe parmi les tueurs. Bien qu'elles présentent des limites, elles ont aussi permis la mise en exergue de critères individuels et récurrents dans le passage à l'acte des criminels atteints ou non de maladie mentale (Section 1).

D'autre part, nous convenons qu'il nous faut nécessairement recentrer notre propos autour de notre thème principal. C'est pour cela que nous nous consacrons uniquement par la suite à illustrer la criminalité perpétrée par des personnes atteintes d'une pathologie mentale, ainsi que les pathologies les plus rencontrées au sein de cette criminalité (Section 2).

Section 1 : De la recherche d'une personnalité criminelle type à celle propre à l'individu malade mental

Les premières théories établies sur les criminels ont d'abord emprunté la voie des explications biologiques, physiologiques. Elles ont été abandonnées face aux critiques de certains qui les ont jugées comme trop incertaines et manquant de véracité scientifique (Paragraphe 1).

Elles ont ainsi laissé place à des théories beaucoup moins « farfelues », faisant apparaitre des critères inchangés. Cependant, ces facteurs aussi peuvent être relativisés à cause d'une trop grande diversité de profils au sein de la criminalité générale. S'agissant des malades mentaux, les limites de ces théories sont dues à l'affaiblissement de leur assimilation trop hâtive et injustifiée à des criminels (Paragraphe 2).

Paragraphe 1 : La genèse de l'anthropologie criminelle

Face aux crimes atroces qui se sont déroulés depuis la naissance de l'Humanité, certains ont compris qu'il fallait nécessairement s'intéresser au profil des tueurs pour mieux appréhender la criminalité. Cette démarche se distingue de la criminologie ou « science du crime » qui étudie le phénomène criminel et non pas l'individu. Ce qui nous intéresse à l'occasion de ce développement est l'anthropologie criminelle, en ce qu'elle étudie les individus auteurs de crimes en eux-mêmes (A).

Beaucoup de ces théories déterministes basées sur la biologie et la physionomie du criminel ont fait l'objet de controverses, notamment parce qu'elles ont souvent été à l'origine de racisme biologique. Pourtant, des méthodes employées au cours de ces études ont été conservées et ont permis de recenser des critères expliquant le passage à l'acte du criminel (malade ou non). Ces facteurs paraissent beaucoup moins facilement réfutables et sont aujourd'hui retenus par une grande majorité de criminologues et enquêteurs (B).

A. Les diverses esquisses d'un portrait-criminel type

L'anthropologie criminelle est d'abord apparue sous le prisme de la biologie criminelle, de la physiognomonie ou encore de la phrénologie[1] au XIXe siècle.

---

[1] Synonyme de cranioscopie

Un des scientifiques les plus connus de cette époque est Cesare Lombroso (1835-1909). Il s'est rendu célèbre pour sa théorie selon laquelle la criminalité serait le fruit d'individus présentant des aspects anatomiques et physiologiques mais aussi génétiques et biochimiques particuliers. Lombroso a récupéré des crânes de détenus condamnés à mort qu'il a disséqués. D'après ses recherches, il parvient à faire la conclusion selon laquelle la criminalité est innée et se rend visible par des détails morphologiques.

Dans sa recherche d'association statique entre le faciès et la criminalité, Lombroso évoque « les formes primitives » censées caractériser la criminalité. Selon lui, les criminels présentent par exemple une longueur excessive des bras, une denture « anormale » ou des doigts de pieds en moins/en trop. Là où nous commençons vraiment à ne plus suivre son raisonnement, c'est lorsqu'il parle de « races » prédisposées au crime et qu'il désigne par exemple les personnes de couleur noire.

D'autres ont emprunté le même postulat de départ que Lombroso comme le médecin français Almire Le Pelletier de la Sarthe pour qui le criminel avait « les lèvres minces, frémissantes, crispées ; les narines ouvertes et respirantes ; les mouvements brusques, saccadés, la démarche convulsive et bondissante ».

Autre exemple de tentative de rapprochement entre des aspects corporels et la personnalité illustrée par le psychiatre allemand Ernst Kretschmer (1888-1964) qui a dissocié quatre types de morphologies. Il parle en premier lieu du « leptosome » qui a un corps tout en longueur à cause d'un défaut de croissance en largeur et en grosseur. Il s'agit de quelqu'un au visage allongé dont le crâne est réduit et le nez long. Ce leptosome aurait une tendance schizoïde et serait à l'origine de la délinquance notamment de vols. Il évoque ensuite « l'athlétique » comme quelqu'un de bien musclé, avec une mâchoire et des mains puissantes. Sa personnalité serait épileptoïde et prédisposée à commettre des actes de violence. On retrouve également le « pycnique » qui est trapu avec une tête arrondie et une calvitie qui serait cyclothymique. Enfin, le « dysplastique » qui est soit nain soit géant et enclin à devenir délinquant sexuel.

Ce sont des théories qu'on ne peut qualifier de scientifiques aujourd'hui, bien qu'elles aient ouvert la porte à la criminologie scientifique. Plus tard, un autre scientifique que l'on peut rapprocher de Lombroso en ce qu'il parle des instincts et des troubles physiologiques semble s'en être finalement écarté.

Il s'agit d'Etienne de Greeff (1898-1961), un criminologue et professeur belge qui a fondé l'École de criminologie belge qu'il a présidée jusqu'en 1961. Au départ, il reconnait que certains troubles attenant à la physiologie peuvent avoir une influence sur l'action criminelle. Il a pu observer sur des délinquants qu'à chaque période marquée par un changement physiologique tel que la puberté, un passage à l'acte pouvait avoir lieu. Mais sa thèse a évolué et est devenue très importante en criminologie. C'est l'un des premiers à s'intéresser à la psychologie du délinquant et à dépasser les explications biologiques de la criminalité. Pour lui, le passage à l'acte doit s'interpréter comme la meilleure solution à un problème vécu par le sujet à travers le nouveau concept de « psycho-criminogenèse ». Plutôt que d'observer des détenus voire même leurs crânes, De Greeff est l'un des premiers à expliquer qu'afin d'établir des profils de criminels, il faut se pencher sur leur psychologie. C'est un des pionniers de la criminologie que l'on connait aujourd'hui, à savoir celle qui explique la criminalité via l'existence de facteurs individuels ou sociaux ; mais en tout cas sûrement pas biologiques. Selon lui, « seule l'étude de la vie du sujet peut nous éclairer sur la valeur de la personnalité ». Nous l'évoquons tout de même au sein de la criminologie « ancienne » aux côtés de Lombroso en ce qu'il croit beaucoup aux instincts. Selon lui, un individu aussi intelligent qu'il soit ne parvient jamais à se détacher complètement de ses instincts et peut avoir des mécanismes de défense nuisibles à autrui. Le primitif existe bel et bien dans sa théorie, cependant la terminologie qu'il emploie se rapproche plus de la notion de « pulsion » de Freud et s'étend à tous les hommes. Elle n'a en réalité rien à voir avec l'idée que seuls certains individus de certaines ethnies seraient restés à l'état sauvage comme le pensait Lombroso.

On voit ainsi l'abandon progressif des théories biologiques faisant périr l'idée qu'il existe un seul et unique profil de tueur. Si celles-ci n'ont pas été retenues, elles ont permis d'ouvrir la voie à d'autres théories qui ont réussi à faire émerger des critères récurrents expliquant le passage à l'acte du criminel.

B. L'apparition de critères statiques expliquant le passage à l'acte du criminel

Au sein des facteurs individuels de criminalité, on retrouve à la fois des facteurs endogènes et exogènes à la personne du criminel. Ces facteurs servent aujourd'hui de socle aux recherches criminologiques et semblent fiables car ils ne sont pas basés exclusivement sur le physique d'un individu.

Les facteurs endogènes relèvent de la personnalité, du caractère et des maladies pouvant affecter le criminel au cours de sa vie. Les facteurs exogènes relèvent, eux, de son histoire personnelle, de ses habitudes et de ses liens familiaux. Ces derniers ne doivent pas être confondus avec d'autres facteurs dits « sociaux » ou « environnementaux », en ce qu'ils ne dépendent pas d'un contexte social partagé, mais plutôt d'une histoire individuelle propre à chacun. Par exemple, bien que le fait de fumer ne soit pas inné, il est quand même endogène à une personne. On ne qualifie pas un individu de fumeur parce qu'il vit dans telle ou telle situation socio-économique. Au contraire, fumer est une habitude personnelle, qui relève de la personnalité. On dit de quelqu'un que « c'est un fumeur », quel que soit son environnement. Nous appliquons dès lors cet exemple aux criminels pour relever que ces facteurs internes sont différents chez chacun d'entre eux, qu'ils relèvent de leur psychologie ou de leurs habitudes et surtout indépendamment de leur milieu social. Il convient alors de préciser que nous étudierons les facteurs sociaux de la criminalité plus loin dans notre développement.

Après cette brève distinction terminologique, nous pouvons désormais évoquer ces différents facteurs individuels de criminalité qui sont mis en avant dans plusieurs études. Une étude de Mercuel et al. a retenu des groupes de facteurs de risques principaux. Parmi eux, figurent en premier lieu les antécédents de comportements agressifs. Ici l'agressivité est à comprendre au sens large allant de la destruction de biens, de la violence contre les personnes aux conduites à risques… Ceci est bien lié au vécu de chaque personne et donc individuel. Ensuite, parmi les facteurs de risques de criminalité l'étude recense les antécédents développementaux avec le rôle d'un environnement domestique brutal ou violent rejoignant cette idée de sévices ou de négligences durant l'enfance. Les facteurs suivants sont liés à la personnalité autrement dit aux traits psychopathiques d'impulsivité et d'intolérance à la frustration, qui sont marqués de façon plus ou moins évidente chez certains des criminels. Pour finir, cette étude met en avant l'existence de facteurs démographiques articulés autour du sexe masculin et du jeune âge.

Il s'agit là de facteurs individuels que nous pouvons retrouver chez la plupart des auteurs de crime, qu'ils soient ou non atteints de maladie mentale. Pour répondre à notre problématique principale, il nous a donc fallu aller au-delà en recherchant des facteurs qui sont propres aux criminels malades mentaux.

Nous allons désormais nous intéresser plus particulièrement aux facteurs de risques de criminalité propres aux criminels malades mentaux. À savoir, s'ils sont si différents, si spécifiques ?

Le Docteur Senninger pose deux groupes de critères qui fondent selon lui la situation précriminelle des malades mentaux. D'une part des critères médicaux tels que le jeune âge, le sexe masculin, les antécédents psychiatriques ou judiciaires, les conduites addictives… D'autre part, des critères médico-psychologiques : faible niveau intellectuel, traits d'impulsivité et de méfiance, les périodes de crise, d'agitation, d'exacerbation symptomatique, syndromes hallucinatoires, délires à thématique mystique (de persécution ou de jalousie, période d'obscurcissement de la conscience, des relations distantes avec l'entourage et l'équipe soignante[1]. À titre d'exemple dans la probabilité de violence notamment pour le trouble bipolaire on retrouve les facteurs suivants : « âge inférieur à 40 ans, sexe masculin, statut socio-économique précaire, faible niveau d'éducation, célibat. Des antécédents d'anomalie des conduites dans l'enfance ou l'adolescence, de violence envers autrui, de victimisation, de trouble de la personnalité, d'abus ou de dépendance à diverses substances, divorce, séparation, absence d'emploi[2] ». Autant d'indicateurs d'aggravation du risque que l'on retrouve chez tous les criminels atteints de maladie mentale quasiment.

---

[1] *Op.cit.*

[2] M. BENEZECH et P. LE BIHAN (2014). *Troubles graves de l'humeur et criminalité violente.* M.-L. BOURGEOIS, éd., *Les troubles bipolaires.* Lavoisier, pp. 231-239.

S'agissant encore de la criminalité des malades mentaux, nous avons trouvé d'autres prédicteurs de risque de passage à l'acte. Ils sont en lien avec les difficultés de prise en charge du patient malade mental, venant favoriser le risque d'infraction violente. Par difficultés de prise en charge il faut comprendre le « défaut d'accès aux soins, l'incapacité à demander de l'aide, le déni des troubles, la faiblesse de l'*insight*[1] ou encore la rupture des relations thérapeutiques, la non-observance des traitements et l'insuffisance du suivi après hospitalisation[2] » selon la HAS (Haute Autorité de Santé) en 2011.

Cependant, toutes ces données peuvent faire l'objet d'une importante remise en cause et ne permettent pas d'établir un lien direct entre les troubles mentaux et la criminalité. La Haute Autorité de Santé met en garde et explique que « depuis les années 1980, les études réalisées présentent une hétérogénéité méthodologique importante rendant difficile la possibilité de dégager des conclusions univoques avec la crainte d'une sur-stigmatisation des personnes souffrant de troubles mentaux qui a conduit à considérer avec prudence l'attribution de l'excès de violence à la seule maladie mentale[3] ».

En réalité, nous nous sommes rendu compte qu'il existait un facteur vraiment prédisposant à l'acte chez les individus atteints de maladie mentale. Il s'agit de la comorbidité qui, au sens psychiatrique, signifie l'association simultanée de plusieurs diagnostics. En d'autres termes, c'est quand un trouble ou une maladie sont associés à un autre facteur aggravant. La comorbidité est le plus souvent la condition du passage à l'acte des malades.

Une étude de S. Hodgins et al. effectuée sur 324 401 personnes au Danemark âgées de 43 à 46 ans en 1999 est venue confirmer cette théorie. À la fin de la période d'essai, il y a 33 % des patients souffrant de troubles affectifs majeurs et seulement 15 % des personnes atteintes de schizophrénie qui avaient commis des crimes les plus violents. Pour ceux présentant des troubles majeurs, la drogue est en réalité associée à la criminalité violente. Le Docteur Hodgins a interprété ces chiffres en ce sens qu'« en

[1] Capacité à comprendre la maladie

[2] *Op.cit.*

[3] *Op.cit.*

l'absence d'addiction comorbide, le risque associé à la maladie en elle-même est minime pour les personnes présentant un trouble de l'humeur [1]» (non pas trouble mental). À l'origine, elles sont probablement moins violentes que les schizophrènes, mais lorsque leur trouble est associé à de la drogue cela les rend parfois plus violentes. L'étude laisse certes apparaitre l'idée selon laquelle il peut y avoir une association entre simple trouble de l'humeur et criminalité, mais celle-ci reste modérée. Donc si l'étude constate que 33 % sont condamnés pendant la période de suivi (après sortie d'hospitalisation) contre 15 % de schizophrènes, il faut lier cette prédominance par une prévalence plus forte d'une vie entière de dépendance à l'alcool (50 % pour les troubles affectifs et 27 % pour les schizophrènes).

Par ailleurs, nous avons évoqué le fait que les schizophrènes étaient les personnes malades mentales les plus étudiées dans leur rapport avec la criminalité. Le risque de crime violent est 25 fois supérieur à celui en population générale chez des patients schizophrènes qui sont dépendants à l'alcool. Risque qui tombe à 3,6 en cas de schizophrénie seule, autrement dit sans dépendance[2].

Ce qu'il faut retenir est une donnée essentielle pour répondre à notre problématique : « la maladie mentale seule ne prédit pas significativement le comportement violent ultérieur. Il apparait suite à des facteurs historiques (violence antérieure, détention juvénile, abus physique par les parents), cliniques (comorbidité entre maladie mentale et addiction, perception délirante…), prédisposants (jeune âge, sexe masculin, faibles revenus) et contextuels (absence d'emploi, séparation, divorce)[3] ». Encore à titre d'exemple, « de tous les crimes commis par des personnes atteintes d'un trouble mental grave aux États-Unis, seulement 7,5 % étaient directement liés au trouble lui-même, ce qui implique qu'il conviendrait d'étudier le lien entre la criminalité et la maladie mentale au regard des facteurs de risques sociaux plutôt qu'individuels (notamment pauvreté et chômage)[4] ».

---

[1] *Op.cit.*
[2] *Op.cit.*
[3] *Op.cit.*
[4] *Op.cit.*

Nous pouvons alors achever ce paragraphe en affirmant que sans addiction ni antécédent de violence, le trouble mental aurait la même probabilité de violence que la population générale.

Paragraphe 2 : Les limites incontestables de ces théories

En vérité, toute théorie est relative. Même s'il est vrai que certaines études paraissent véridiques et que nous y croyons fermement, il n'existe pas de Vérité absolue. À chaque fois que nous avons pris connaissance d'une étude qui allait dans un sens, nous en avons trouvé l'antithèse. Concernant les profils de criminels, il est difficile d'établir une seule et même théorie tant il existe de particularités chez ces individus (A). L'exercice est devenu encore plus rude depuis que l'on a cessé de croire trop aisément que tous les tueurs sont des malades mentaux (B).

A. L'immense hétérogénéité au sein de la criminalité générale

D'une part, nous pensons qu'élaborer une théorie générale de la « personnalité criminelle » est difficile tant les comportements criminels sont variés (1). D'autre part et contrairement à ce que beaucoup ont pu avancer, tous les criminels ne sont pas nécessairement des malades mentaux. Dans ce cas, ils peuvent être reconnus responsables par la Justice (2).

1) La diversité de profils et de comportements criminels

Nous avons fondé notre propos à partir d'une étude de Holmes et de Burger[1]. En 1989, ils ont suivi les recherches du FBI portant sur le comportement des tueurs. De là, ils ont fourni une typologie originale. Selon eux, il y aurait quatre différents types de criminels : le dominateur, le missionnaire, l'hédoniste et le visionnaire.

Le dominateur est celui qui a besoin de contrôler et de dominer sa victime. Son passage à l'acte se veut organisé et a la plupart du

[1] R. M HOLMES et J. DE BURGER. (1989). *Serial Murder*. Newbury Park, Sage.

temps un rapport avec la sexualité. Le visionnaire agit lui « sous l'emprise d'une voix qui lui demande de tuer ». Il agit par impulsion ce qui veut dire que son meurtre n'est pas prémédité. Quant au missionnaire, celui-ci a des victimes spécifiques. Il les choisit et décide de les éliminer car il pense que celles-ci « constituent une menace, un risque ou une honte pour la société. Ils sont très organisés et planifient leurs attaques ». Enfin selon eux, on retrouve l'hédoniste, qui prend du plaisir à tuer. « Que ce soit dans le meurtre lui-même, dans sa violence, son viol ou ses suites, il aime toutes les sensations que tuer et traquer lui procurent[1] ». Cette première étude permet déjà de se rendre compte de l'impossible établissement d'un seul et unique profil criminel.

Par ailleurs, une autre limite à l'émergence de ce profil criminel unique réside dans le fait que certains traits de la personnalité criminelle ont été retrouvés chez des personnes n'ayant jamais commis un seul acte criminel ni même délinquant. À titre d'exemple, nous avons découvert qu'il y a un taux élevé de personnes psychopathes sous une forme non violente dans le Monde. En effet, la personnalité antisociale qui est souvent caractérisée de facteur criminogène se retrouve chez beaucoup de personnages haut placés tels que des hommes politiques, des chirurgiens ou encore des fonctionnaires, commerciaux, avocats et chefs d'entreprise qui n'ont jamais été des criminels.... Dès lors, si l'on associe trop fréquemment la psychopathie à la criminalité, on risque de stigmatiser ces personnes en craignant à tort qu'elles deviennent criminelles.

Toujours concernant les limites aux théories établissant un profil-type du criminel, nous observons que l'on n'est pas criminel toute sa vie. La personnalité n'est pas une donnée immuable mais elle est, au contraire, le produit d'une histoire et d'un contexte. Par exemple, un traumatisme peut intervenir au cours de la vie d'un individu et déclencher en lui une personnalité déviante. Ou encore, notamment pour les criminels sexuels et les tueurs en série, « la personnalité déviante est déterminée par une pathologie mentale constituée à partir de la petite enfance qui peut évoluer tout au long

---

[1] *Ibid.*

de la vie de l'individu[1] ». Ainsi, aucune certitude n'existe concernant ces derniers, *a fortiori* parce qu'il est possible de les guérir selon nous.

Ce qu'il semble donc falloir retenir c'est que tous les criminels ne sont pas malades et tous n'ont pas des caractéristiques que l'on retrouve systématiquement chez chacun d'entre eux. Et encore moins chez les malades. Dans l'opinion publique, on retrouve certes l'idée générale que pour tuer il faut être « fou ». Mais c'est la Justice, via ses demandes d'expertises à des psychiatres, qui décide si le criminel est malade ou non et donc irresponsable ou responsable de ses actes.

Certains experts dénoncent aujourd'hui une responsabilisation à l'extrême des criminels malades mentaux par des experts qui pensent qu'une condamnation pourrait être la première étape d'une thérapie. Les Juges n'étant pas tenus par les expertises psychiatriques, ils peuvent passer outre un diagnostic de maladie et envoyer des tueurs malades en prison pour rendre Justice et satisfaire les familles des victimes. Alors, la Justice envoie-t-elle des personnes réellement malades en prison ? Sa vérité est-elle la même que la vérité psychiatrique ? Nous allons étudier des cas dans lesquels la psychiatrie n'a pas posé de diagnostics de maladie ou pour lesquels la Justice a décidé qu'ils seraient tout de même responsables.

2) Illustrations d'auteurs de crimes non affectés par des troubles mentaux

Nous rejoignons ici l'idée que tous les malades mentaux ne sont pas des tueurs et inversement. En effet, nous concédons qu'il serait trop laxiste de dire que chaque tueur est atteint d'une maladie mentale, venant ainsi l'« excuser », en quelque sorte ou le disculper.

---

[1] M. LUCI (2016). *La psychopathologie des conduites criminelles*. Sciences Humaines. Consulté le 5 novembre 2022, à l'adresse https://www.scienceshumaines.com/la-psychopathologie-des-conduites-criminelles_fr_11204.html

D'autant que nous l'avions vu, la maladie mentale est quelque chose de nébuleux. Beaucoup d'accusés qui sont très intelligents sont parvenus à jouer la carte de la maladie pour éviter leur responsabilité alors qu'ils n'en étaient pas atteints en réalité. De plus, imaginons combien la tâche serait ardue pour le Juge qui devrait systématiquement dire à des parents qui ont perdu un enfant par le fait d'un tueur que ce dernier n'ira pas en détention.

Afin d'illustrer notre propos, nous pouvons d'abord évoquer le cas récent de Nordahl Lelandais. Cet ancien militaire a avoué être l'auteur du meurtre d'une petite fille âgée de 8 ans et demi. Les enquêteurs ont permis de révéler qu'il avait également tué un jeune militaire. De par les différents types de victimes qu'il a tuées, on aurait pu s'attendre à ce qu'il soit imprévisible par exemple et ce, à cause d'une maladie. Or, les psychiatres l'ayant expertisé relèvent qu'il a seulement une personnalité de type pervers. Selon eux, c'est un dangereux manipulateur mais il n'a pas de trouble psychique ou neuropsychique qui aurait pu abolir son discernement. Ils l'estiment alors responsable. C'est bien là un exemple de tueur dit « non-malade », qui vient rejoindre notre volonté de déstigmatisation des malades mentaux qualifiés trop injustement de criminels par la société.

Nous avons également trouvé des exemples de tueurs qui n'ont pas été diagnostiqués malades mentaux aux États-Unis. Dean Corll, aussi connu sous le nom de « *Candy Man* », a tué 28 garçons entre 1970 et 1973 au Texas dans la ville de Houston. Il n'a jamais été diagnostiqué atteint de troubles mentaux. Il y a également Timothy McVeigh qui a tué 168 personnes et en a blessé 600 par la pose d'une bombe à Oklahoma[1].

Plus récemment, le débat a été relancé par le Président des États-Unis autour des meurtres de masse suite aux deux fusillades ayant eu lieu à 13 heures d'intervalle les 3 et 4 août 2019 à El Paso au Texas et à Dayton dans l'Ohio. Donald Trump affirme que ce sont les jeux vidéo qui ont radicalisé les jeunes tueurs américains et selon lui, ces jeux ont affecté la santé mentale de beaucoup

---

[1] J. BLORE (2022). *Dangerous Minds : Mental Illnesses of Infamous Criminals*. Forensics Colleges. Consulté le 5 novembre 2022, à l'adresse https://www.forensicscolleges.com/blog/resources/dangerous-minds-criminal-mental-illness

d'auteurs de ces tueries. Il semble nier totalement la problématique liée au deuxième amendement de la Constitution des États-Unis qui autorise la détention d'armes aux citoyens américains et qui est ancré dans la culture américaine depuis 1791 en tant que principe fondateur. Suite à la lecture de plusieurs articles, nous avons appris que certains journalistes ou médecins dénoncent son discours porté sur la maladie mentale qui serait causée par les jeux vidéo et qui pousserait à commettre un crime de masse.

Finalement non, tout malade mental n'est pas criminel en devenir et inversement. Dès lors, il faut nous intéresser plus particulièrement à la manière dont s'est produite l'évolution des pensées sur ce point particulier.

B. L'affaiblissement de l'assimilation du criminel au malade mental

« Le débat sur l'assimilation du criminel au malade mental, largement présent au cours des deux derniers siècles, tend à s'estomper. La confusion totale des deux concepts reste défendue par certains psychanalystes et criminologues de manière purement résiduelle. De nos jours, on considère que maladie mentale et fait criminel doivent rester deux notions distinctes[1] ». Autrement dit, un effacement progressif de la confusion entre maladie mentale et criminalité s'est produit.

Nous avons pu constater un processus de banalisation de la psychose dans la seconde partie du 20e siècle. En effet, à propos des individus qui commettaient des crimes on disait qu'ils étaient atteints de « monomanie homicide ». C'est l'un des pères fondateurs de la loi du 30 juin 1838[2], le Docteur Esquirol (1772-1840) qui a fait surgir cette notion. Il la définit comme « un délire partiel, caractérisé par une impulsion plus ou moins violente au meurtre » qui serait caractérisé par « un entraînement plus ou moins volontaire à la destruction de soi-même ». Ainsi, la

---

[1] *Op.cit.*

[2] Cette loi a prévu pour la première fois l'admission sous contrainte d'un individu au sein d'un hôpital psychiatrique par le biais d'une procédure de placement demandé soit par sa famille soit par l'autorité administrative. Elle a également imposé dans chaque département l'obligation de création d'un asile.

criminalité s'expliquait nécessairement par l'existence de cette maladie appelée « monomanie homicide ».

Or, l'assimilation historique des criminels aux malades mentaux a eu tendance à changer dès la fin du XIXe siècle. Par exemple, Antoine Émile Blanche (1820-1893) conteste la monomanie homicide. Selon lui, « il n'existe pas de forme spéciale d'aliénation mentale qui doive porter le nom de monomanie homicide. L'homicide peut être commis par des aliénés atteints d'affections mentales diverses, à la condition que les malades soient sujets à des crises d'excitation dite congestive assez intenses pour qu'ils n'en restent pas à la pensée et qu'ils viennent à l'acte [1]». En d'autres termes, il explique que le passage à l'acte intervient au cours d'une crise vécue par l'individu la plupart du temps tel un délire de persécution. Il ne semble pas encore distinguer la criminalité des diverses maladies mentales. Mais plus tard, il affirme que le passage à l'acte en général « n'est en aucun cas la conséquence inéluctable d'une maladie mentale ».

C'est avec joie que nous recevons cette vision nouvelle au cœur de notre démarche tendant à la déstigmatisation des malades mentaux. Il convient de signaler qu'elle semble d'ailleurs être corroborée par les statistiques. Il est vrai qu'il semble n'y avoir qu'une minorité de malades mentaux criminels. En effet, « les personnes ayant des troubles mentaux représentent de 3 à 5 %, voire 10 %, des actes de violence en général. Si dans les pays industrialisés le taux des homicides est compris entre 1 et 5 pour 100 000 habitants, les personnes atteintes de troubles mentaux graves ne seraient responsables que de 0,16 homicide pour 100 000 habitants, soit environ un homicide sur 20 [2] ».

D'après une étude de Richard-Devantoy et al., 80 à 85 % des homicides ne sont pas commis par des malades mentaux[3]. » En vérité, « les personnes atteintes de troubles psychiques sévères ne

[1] E. BLANCHE (Première éd. 1878). *Des homicides commis par les aliénés*. Paris, Librairie de P. ASSELIN, réédité (multiples éditeurs)

[2] *Op.cit.*

[3] C. FIDELLE (2010). *La criminalité des malades mentaux* (https://docassas.u-paris2.fr/nuxeo/site/esupversions/6823a309-bb6a-4014-aaf4-52add5cf4c38?inline)

seraient responsables que de 0,16 homicide pour 100 000 habitants (environ 1 homicide sur 20)[1] ».

De plus, « les personnes ayant des troubles psychiques représentent seulement 3 à 5 % des actes de violence en général »[2]. En d'autres termes s'agissant de violence en général et non pas forcément de criminalité, « la personne souffrant de troubles mentaux n'est que rarement impliquée dans une violence faite aux tiers. Elle en est le plus souvent la victime, de son fait ou de celui d'autrui ou de la société (difficultés de logement, précarité, misère économique, désengagement des aides sociales, etc.)[3] ».

Parmi les violences vécues par les personnes atteintes de maladie mentale, les études précitées font d'abord état de violence exercée sur soi-même. Ces personnes ont recours à l'automutilation, au suicide (12 à 15 % des personnes souffrant de troubles schizophréniques ou bipolaires se suicident). Elles mentionnent d'autres violences subies par les personnes malades, comme leur survictimation. Cela signifie que « des personnes souffrant de troubles mentaux graves sont 7 à 17 fois plus fréquemment victimes que la population générale. Il peut s'agir de harcèlement, de viol, de maltraitance, y compris dans l'hôpital. La vulnérabilité particulière de ces patients conduit à ce qu'ils ne signalent que rarement les atteintes dont ils sont victimes, en particulier en institution ou dans le milieu familial[4] ».

Cette fois concernant la violence effectivement commise par des personnes atteintes de troubles mentaux sur autrui, Sheilagh Hodgins a révélé que l'étude 15 000 personnes suivies depuis leur naissance jusqu'à l'âge de 30 ans a permis d'observer chez les hommes présentant un trouble mental un risque deux fois et demie supérieur de commettre un crime (et 4 pour une infraction violente) par rapport aux hommes indemnes de troubles mentaux. Pour les femmes, 5 pour les crimes et 27 pour les infractions violentes[5].

---

[1] *Ibid.*
[2] *Op.cit.*
[3] *Op.cit.*
[4] *Op.cit.*
[5] *Op.cit.*

Cependant, d'autres recherches indiquent d'une part qu'une association significative entre troubles mentaux majeurs et criminalité violente en particulier dans la schizophrénie existe. Mais d'autre part, les scientifiques nuancent leur propos et affirment que ces patients ne représentent qu'une part assez faible des auteurs de violence en général.

Des études ont en effet retrouvé des résultats contraires, autrement dit, n'observant pas de dangerosité particulière des malades mentaux par rapport à la population générale. À titre d'exemple, on sait qu'en France sur 200 homicides, seuls 5 % sont le fait de sujets souffrants de troubles psychologiques[1].

Il était pour nous primordial d'éclaircir ce point à savoir que, parmi les malades il y a peu de criminels. À l'occasion de la section ci-dessous, nous concédons qu'il existe tout de même quelques cas que l'on peut étudier dès lors que l'on a écarté toute surestimation de la criminalité des malades mentaux

Section 2 : Étude de la criminalité perpétrée sous le coup d'une pathologie mentale

Nous nous sommes rendu compte grâce aux statistiques qu'il y a un risque différentiel selon la pathologie concernée. Au sein de la criminalité des malades mentaux, la schizophrénie et les troubles de la personnalité associés à des abus d'alcool ou de drogue semblent être surreprésentés.

Nous évoquons tout d'abord les différents types de pathologies mentales les plus fréquents dans la criminalité (Paragraphe 1), pour donner ensuite des illustrations concrètes de crimes commis par ces personnes atteintes de maladie mentale (Paragraphe 2).

Paragraphe 1 : Regards croisés sur différents types d'individus malades mentaux criminels

Ce sont les personnalités pathologiques recensées parmi les plus criminogènes que nous allons analyser en tout premier lieu

[1] *Op.cit.*

(A). Nous allons évoquer dans un second temps le cas absolument spécifique des criminels sexuels (B).

A. Distinctions entre les personnalités pathologiques à potentiel criminogène avéré

Avant de s'attacher à distinguer plusieurs personnalités soupçonnées d'être à haut potentiel criminogène avéré, nous souhaitons rappeler qu'il est possible d'avoir ces personnalités sans forcément être atteint de schizophrénie ou d'une autre maladie mentale recensée.

Si nous évoquons ces personnalités, c'est parce que comme nous l'avons dit, elles sont fréquentes au sein de la criminalité.

Nous avons d'ores et déjà émis une analyse sur les psychopathes plus tôt dans notre développement. Nous conseillons alors, aux fins d'une lecture moins redondante, de procéder par renvoi à la partie qui traite de la psychopathie.

Ici, nous tendons dans un premier temps à mettre en exergue la différence entre la psychopathie et la sociopathie, en définissant cette dernière.

Tout d'abord, il s'avère que la personne du sociopathe n'est pas du tout adaptée à la vie en société. C'est une personne qui agit selon ses propres règles et pour qui il est difficile d'accepter qu'on lui impose des choses. Avec ces premiers éléments de définition, on comprend que la psychopathie et la sociopathie ont des points communs. En effet, il s'agit de deux manifestations différentes du trouble de la personnalité antisociale. Mais alors, en quoi peuvent-elles différer ?

« La différence entre psychopathie et sociopathie peut s'expliquer par l'origine du trouble. La sociopathie s'explique par l'environnement social alors que la psychopathie s'explique par un mélange de facteurs psychologiques, biologiques, génétiques et environnementaux. Selon David Lykken, les psychopathes naissent avec des caractéristiques psychologiques particulières comme l'impulsivité ou l'absence de peur, qui les conduisent à chercher le risque et les rendent incapables d'intégrer les normes sociales. Par opposition, les sociopathes ont un tempérament plus réglé ; leur trouble de la personnalité tient davantage à un environnement social défavorable (parents absents, proches délinquants, pauvreté, intelligence extrêmement faible ou au contraire très développée) [1]».

Pour résumer, nous pouvons dire que la sociopathie relève de l'acquis. Elle est occasionnée suite à des traumatismes vécus par les individus qui n'en sont donc pas atteints dès la naissance. Ils ont un faible degré d'empathie mais, à la différence du psychopathe, semblent curables.

Une autre personnalité pathologique mérite d'être définie : il s'agit de la psychose. Elle se différencie tant de la psychopathie que de la sociopathie.

Selon les psychiatres Jean-Louis Senon, Gérard Lopez et Robert Cario la distinction n'est pas si évidente. En effet, ces derniers soulignent qu'« entre un sujet à comportement psychopathique dont les conduites antisociales semblent relever indiscutablement de la réponse pénale mais qui exprime, une fois ce cadre posé, la lourdeur d'une histoire douloureuse, et qui se trouve aux prises avec une structuration psychique problématique, sujette à décompensation et un sujet psychotique vis-à-vis duquel l'institution de soin exprime son désarroi tant sa violence est préoccupante, [...] existe-t-il vraiment une ligne de partage des deux aussi claire que l'on voudrait bien le dire ? [2]».

De manière globale nous avons relevé que les psychopathes sont manipulateurs et savent parfaitement distinguer le Bien du Mal. Les psychotiques, eux, souffrent de délires qui obstruent la conscience de leurs actes. Autrement dit, leur rapport avec eux-mêmes et avec la réalité se trouve faussé. De plus, les psychotiques agissent de manière beaucoup moins organisée que les psychopathes.

En effet, selon l'évolution de la psychose (en deux phases), les individus qui en sont atteints souffrent d'une grande aliénation. Ils sont guidés comme des pantins et malgré eux par des voix ou des hallucinations. À titre d'exemple, Nicholas Salvador un jeune américain de vingt-cinq ans a décapité sa voisine, pensant qu'elle était la réincarnation d'Hitler.

---

[1] R. D. HARE. (1993). *Without Conscience: The Disturbing World of Psychopaths Among Us*. New York Pocket Books, p. 23.

[2] *Op.cit.* p. 64-65

Dans n'importe quel cas, il s'agit de deux exemples de personnalités que l'on retrouve possiblement le plus dans les crimes commis par des malades.

Nous allons désormais nous intéresser à une autre catégorie de criminels tout autant aliénée : celle des criminels sexuels.

B. Le cas extrêmement particulier des criminels sexuels

Nous abordons ici les individus pervers sexuels (1) et pédophiles (2). Leurs actes sont qualifiés d'affreux et font l'objet d'une réprobation sociale générale.

Les pervers, bien que la « perversité » à proprement parler ne soit pas considérée comme une maladie, présentent parfois certains troubles recensés. Cependant, l'étymologie du terme « pervers » signifie qu'ils sont enclins et qu'ils prennent plaisir à faire du mal à autrui. Ainsi, cela laisse penser qu'ils ne peuvent pas avoir de remords. *A contrario* en ce qui concerne les pédophiles, la plupart d'entre eux souffriraient vraiment de ne pas pouvoir contrôler leurs actes qui sont si nocifs pour autrui.

1) Les pervers sexuels

Les pervers sexuels sont nombreux et ne sombrent pas tous dans la criminalité. En effet, certains parviennent à mener une vie « normale » en réussissant à trouver des partenaires qui veulent bien subir leurs multiples fantasmes les plus ou moins fous. Ceux-là sont rassasiés par l'unique accomplissement de ces désirs particuliers. Aujourd'hui, au nom des libertés individuelles, beaucoup de pratiques que l'on peut qualifier de dégradantes sont tout de même tolérées. Nous pouvons faire un bref parallèle avec un célèbre arrêt de la Cour européenne des Droits de l'Homme *K. A et A.D contre Belgique* du 17 février 2005[1]. Dans cet arrêt la Cour semblerait selon certains tolérer des pratiques humiliantes voire attentatoires à la dignité de l'être humain et à son intégrité

[1] CEDH, 1re section, 17 février 2005, *AFFAIRE K.A. ET A.D. c. BELGIQUE*, n 42758/98 ; 45558/99

physique, à partir du moment où celui-ci donne son consentement, cela au nom d'une certaine autonomie personnelle.

Or, pour une grande majorité de pervers, ce n'est pas le consentement de l'autre qui excite le plus mais bien l'absence de consentement. Certains trouvent leur plaisir dans le fait d'effrayer leurs partenaires/victimes, de les soumettre voire même de les violer et de leur faire subir des actes qui dépassent l'entendement. Des actes qui n'ont finalement plus rien à voir avec des actes revêtant un simple caractère sexuel.

Les auteurs de ces atteintes sexuelles présentent la plupart du temps des troubles paraphiliques à savoir : le trouble masochisme sexuel, le trouble sadisme sexuel ou encore le trouble fétichisme. Il s'agit en d'autres termes d'un trouble en lien avec la sexualité au même titre que la zoophilie par exemple. Ils tirent leur jouissance sexuelle de la violence ou d'objets. Seulement, nous avons été confrontés à une difficulté liée au fait qu'il n'existe pas de théorie générale sur les pervers sexuels du fait là aussi de leur trop grande diversité.

S'agissant des auteurs d'agressions sexuelles ou de viols qui sont mineurs, on retrouve tout de même des corrélations. Ils ont souvent de mauvaises relations avec leurs parents (violence, rejet ou désintérêt) et leurs parents ont eux-mêmes des rapports compliqués avec le reste de la famille. Enfin, ils ont grandi dans un environnement dans lequel on ne respecte que très peu voire pas du tout les normes et l'autorité.

Souvent, « La mère toute-puissante entretient la dépendance du petit garçon dans un climat incestueux[1] » et dénigre le père. « Ne pouvant résoudre son complexe d'Œdipe, l'enfant ne pourra pas accéder à la sexualité normale et va investir des objets détournés, des fétiches[2] ».

Pour les mineurs violeurs, « on retrouve presque toujours dans leur enfance un conflit familial marqué par la dévalorisation de la mère par un père ou un beau-père très autoritaire, ou bien par des pratiques sexuelles déviantes des parents, ou bien encore par la violence sexuelle infligée à l'enfant [3]». Autrement dit, un individu

---

[1] *Op.cit.*
[2] *Ibid.*
[3] *Ibid.*

qui a subi ce type de violence tout au long de son enfance, s'il n'est pas pris en charge, présente un risque de reproduire ces actes.

Pendant leur passage à l'acte, les criminels pervers se délectent de l'horreur qu'ils lisent dans le regard de l'autre. Et contrairement à ce que l'on pourrait croire, ils ne visent pas le plaisir érotique mais plutôt la satisfaction narcissique. Partant de là, ils peuvent choisir tout type de victime et peu importe du moment qu'ils se sentent tout-puissants.

À côté des pervers sexuels, on trouve une autre catégorie d'individus atteinte par un trouble paraphilique grave et qui, elle, s'attaque à des victimes des plus vulnérables. Il s'agit des personnes pédophiles.

2) Les pédophiles

Ce qu'on qualifie communément de « pédophilie » s'entend d'un trouble paraphilique classé lui aussi au sein du DSM-5.

Selon le DSM-5, le trouble de pédophilie est caractérisé par la « présence de fantasmes entrainant une excitation sexuelle intense et récurrente, de pulsions sexuelles ou de comportements impliquant une activité sexuelle avec un enfant ou plusieurs enfants prépubères (généralement âgés de 13 ans ou moins). L'individu a mis en acte ces pulsions sexuelles, ou les pulsions sexuelles ou les fantasmes entrainent une détresse importante ou des difficultés relationnelles ». De ce fait, ce type d'individu fait l'objet d'une répudiation sociale partagée. Dès lors, il faut tenter de comprendre qui se cache derrière ces individus qualifiés de « monstres ».

De manière générale, les pédophiles ont plus de 16 ans et ont au moins 5 ans de plus que les enfants sur qui ils projettent tous leurs fantasmes. Néanmoins, il existe plusieurs sortes de pédophiles. Nous pouvons procéder à une distinction dite « classique » entre les pédophiles de type exclusif qui ne sont attirés que par les enfants et les pédophiles de type non exclusif qui peuvent aussi avoir des rapports sexuels avec des adultes (il y en a qui sont en couple). D'autres encore se limitent à l'inceste, ou encore préfèrent soit les filles soit les garçons.

Afin d'établir une distinction un peu plus poussée entre les différents pédophiles, nous nous appuyons sur une enquête menée par François Hamon[1] auprès de 236 agresseurs sexuels en 1999. Selon lui, il existe 4 degrés de pédophilie parmi lesquels on retrouve :

- Au premier rang, les « personnalités névrotiques ». Il s'agirait d'individus bien insérés socialement, n'ayant pas vécu d'agression sexuelle. La plupart du temps ce sont des femmes d'âges moyens qui « ne passent à l'acte que si des évènements perturbateurs surviennent brusquement dans leur vie (divorce, deuil, chômage…) ravivant une anxiété et un état dépressif latents ». Dans ces cas-là, les passages à l'acte sont légers c'est-à-dire qu'il s'agit de délits (attouchements, caresses) et non pas de crime ;

- Au sein du deuxième degré de pédophilie figurent les « personnalités névrotiques comportant des fantasmes pédophiliques ». Ces personnes recherchent souvent des métiers d'accompagnement ou de surveillance des enfants. Elles n'ont que très peu de vie sociale. Ici, les passages à l'acte sont plus lourds allant d'attouchements au viol digital ou à la fellation forcée. Mais pour ce type de personnes le passage à l'acte est rare car elles parviennent à se satisfaire avec de la pédopornographie le plus souvent, qui reste tout de même un délit ;

- Le troisième degré d'auteurs d'actes de pédophilie concernerait les « personnalités perverses ou immatures » à fortes tendances schizophréniques ou paranoïaques. Les fantasmes pédophiliques sont omniprésents toute leur vie et il s'agit principalement d'hommes. Ils peuvent être très intelligents et insérés professionnellement. Il est possible de les retrouver au sein de réseaux de pédophilie ou de prostitution enfantine. À ce stade, les passages à l'acte sont violents (viols) et les auteurs ont une emprise sur la victime, *a fortiori* dans un cadre familial. Ils recherchent la jouissance sexuelle et n'éprouvent aucune culpabilité ;

- Enfin, le dernier degré de pédophilie selon François Hamon contient les psychopathes. Ces derniers peuvent avoir des fixations

---

[1] F. HAMON (1999). *Délinquance sexuelle et Crimes sexuels.* Masson.

pédophiliques compulsives et des sentiments mortifères, destructeurs. Ils font état, comme nous l'avons étudié précédemment, d'une importante froideur affective.

Au-delà cette distinction, il nous parait important de signaler qu'aux yeux de la Justice la pédophilie n'est pas une maladie pouvant conduire à une irresponsabilité pénale. Beaucoup de pédophiles se retrouvent confrontés au système carcéral et à des détenus ultra-violents. Pourtant, il nous parait important de rappeler que les pédophiles sont des personnes malades selon la psychiatrie. Beaucoup d'entre eux témoignent leur souffrance et leur volonté d'être placés là où ils ne peuvent plus sévir.

De nos jours, la solution qui semble la plus adéquate est d'essayer d'endiguer ce phénomène tragique avant un éventuel passage à l'acte. Selon les psychiatres, beaucoup de pédophiles adultes ont déjà montré des signes de délinquance sexuelle pendant leur enfance ce qui permettrait de les repérer. Par ailleurs, un traitement médicamenteux est proposé afin de lutter contre la pédophilie. Il s'agit de la castration chimique. C'est un traitement hormonal qui vient éliminer tout désir sexuel et qui n'est dispensé qu'avec l'assentiment de la personne. Il en reste que la psychothérapie s'avère, à long terme, être le meilleur traitement en ce qu'elle est respectueuse de l'être humain et ne l'annihile pas complètement.

Après avoir évoqué l'existence des criminels sexuels, nous souhaitons illustrer des exemples de passages à l'acte commis par des personnes atteintes par des maladies mentales. Nous nous attachons à faire le lien avec celles que nous avons présentées à l'occasion de la première partie de notre développement.

Paragraphe 2 : Illustrations de crimes commis par des personnes atteintes de maladie mentale

Il s'agit désormais de voir quels sont les liens entre le passage à l'acte et le trouble mental sous-jacent pour les pathologies les plus criminogènes (psychoses, troubles de l'humeur – dépression, dans les troubles graves de la personnalité – psychopathique ou antisociale) (A). Nous donnons ensuite des exemples d'affaires célèbres dans lesquelles le tueur était atteint d'un de ces troubles (B).

A. Les liens établis entre la criminalité et les maladies au plus haut potentiel criminogène

Ici nous évoquons les possibles liens entre la criminalité et les troubles mentaux qui se rencontrent le plus fréquemment dans la criminalité. Nous nous intéresserons d'abord aux troubles psychotiques (1), puis aux troubles de l'humeur (2) les plus impliqués.

1) Pour les troubles psychiatriques

S'agissant d'abord de la schizophrénie, il est fréquent d'entendre que les schizophrènes sont des malades dangereux et violents.

Or, il faut savoir que les personnes schizophrènes effectivement dangereuses pour la société ne représentent qu'une minorité. Elles sont d'ailleurs plus souvent victimes qu'auteures de violences. Si accès de violence il y a, c'est au cours d'une crise ou sous l'empire d'un état alcoolique. L'agressivité est la plupart du temps contre soi-même.

Il est vrai que « la maladie peut augmenter le risque de passage à l'acte hétéro-agressif, mais cela a lieu surtout lorsqu'est associé au trouble schizophrénique une consommation de substances illicites ou d'alcool, ou encore une rupture des soins favorisant les comportements agressifs et violents [1]». En outre, la méfiance, l'hostilité, les idées de persécution, les délires à dominante mystico-religieuse ou l'obéissance à des voix favorisent le passage à l'acte chez les schizophrènes. Au même titre que la peur, la colère, la honte, le rejet…

Néanmoins la schizophrénie semble être, parmi toutes les autres, la pathologie la plus criminogène sur le plan statistique. En effet, une étude de Swanson et al. de 1990 a observé une prévalence de comportement violent chez 8 à 10 % de la

[1] *Op.cit.*

population schizophrène contre 2 % de la population générale[1]. Une autre étude menée en Suède sur 257 patients schizophrènes hospitalisés indique que 38 % avaient des antécédents de criminalité contre 6 % de la population générale.

Bien qu'elle ne représente qu'une minorité[2], la criminalité des personnes schizophrènes si elle a lieu peut s'avérer violente et arbitraire. Elle est dirigée contre l'entourage des malades notamment le conjoint ou la famille proche. Pour cette raison, nous avons choisi d'illustrer un peu plus loin le cas particulier d'un criminel schizophrène : Romain Dupuy dans l'affaire du « Drame de Pau ».

Cette fois concernant les délires paranoïaques, il convient de rappeler que nous avons pu rappeler que ce délire chronique systématisé se distingue de la schizophrénie. Il se développe le plus souvent sur des personnalités particulières dites personnalités « paranoïaques » ou même chez le schizophrène.

La paranoïa complique les relations interpersonnelles. Les sujets paranoïaques ont en effet des relations conflictuelles et violentes avec leurs proches pouvant conduire à des agressions.

Quand il s'agit d'homicide, c'est souvent parce que les paranoïaques ont eu un sentiment de persécution, d'injustice ou encore de trahison. Dans leur criminalité on observe la plupart du temps un passage à l'acte guidé par ces sentiments. Le Docteur Jacques Lacan (1901-1981) s'est beaucoup intéressé à la paranoïa et notamment aux motifs du passage à l'acte dans cette maladie. Dans sa thèse qui a ensuite été éditée[3], nous nous pencherons un peu plus loin sur un passage où il évoque l'affaire des Sœurs Papin.

Après avoir illustré la criminalité commise par des personnes atteintes de ces deux psychoses, il faut se pencher sur les autres troubles mentaux les plus fréquemment présents dans la

---

[1] *Op.cit.*

[2] S. RICHARD-DEVANTOY, J.-P. DUFLOT, A.-S. CHOCARD, J.-P. LHUILLIER, J.-B. GARRE, et al. (2009). *Homicide et schizophrénie : à propos de 14 cas de schizophrénie issus d'une série de 210 dossiers d'expertises psychiatriques pénales pour homicide.* Annales Médico-Psychologiques, Revue Psychiatrique, Elsevier Masson, 167 (8), pp.616. Consulté le 5 novembre 2022 à l'adresse https://hal.archives-ouvertes.fr/hal-00580178

[3] J. LACAN. (1975) *De la psychose paranoïaque dans ses rapports avec la personnalité*, suivi de Premiers écrits sur la paranoïa, Paris, Le Seuil.

criminalité. Il s'agit des troubles de l'humeur (dépression, bipolarité, manie).

2) Pour les troubles de l'humeur

En tout premier lieu, nous allons aborder le lien entre criminalité et dépression. Dans leur ouvrage *Troubles affectifs majeurs et violence : épidémiologie clinique et considérations médico-légales,* les Docteurs Bénézech et Le Bihan indiquent que « plusieurs travaux mettent en évidence un taux de dépression majeure sur la vie entière ou au moment des faits, plus élevé chez les auteurs d'homicide que dans la population générale[1] ».

En réalité, l'homicide altruiste dans la mélancolie est considéré comme rare mais non-exceptionnel. Les personnes dépressives passant à l'acte tuent généralement des proches. Selon les deux docteurs, « la pathologie dépressive est quelquefois à l'origine d'homicides, préférentiellement envers les proches notamment en cas de crise existentielle (séparation, épisode passionnel) ». De plus, ces meurtres s'inscrivent dans un contexte de suicide élargi et la préméditation avant le meurtre-suicide est fréquente, souvent organisée et bien dissimulée.

Nous avons remarqué au sein de la criminalité des personnes mélancoliques beaucoup de filicides. Selon une étude de S. Fiatters Friedman et al., sur 30 auteurs de filicides (suivi de suicide), des signes de dépression ou de symptômes dépressifs ont été observables pour 57 % des parents (70 % des mères et 50 % des pères). La majorité des motifs étaient altruistes (70 %), autrement dit avec un désir de soulager l'enfant de souffrances réelles ou imaginaires. Pour les mères, 49 % présentaient une dépression au moment des faits. Pour les pères, la fréquence des troubles dépressifs lors du passage à l'acte varie de 33 % à 52 % selon les études.

On retrouve aussi ce type de malades dans des cas d'agressions sexuelles. Les travaux de Dunsieth NW, Nelson EB et Brusmans-lovins LA de 2004[2] montrent une prévalence élevée de troubles

---

[1] *Op.cit.*

[2] N. DUNSIETH Jr, E. B. NELSON, L. A. BRUSMAN-LOVINS, J. L. HOLCOMB et al., *Psychiatric and legal features of 113 men convicted of sexual offences*. J Clin Psychiatry 2004 ; 65 : 293-30. Consulté le 5 novembre

mentaux, en particulier thymiques[1], sur la vie entière des auteurs d'agressions sexuelles. Il apparait que peu de bipolaires en sont à l'origine et qu'il s'agit plutôt d'individus atteints de troubles dépressifs courants.

En outre, S. Richard Devantoy a analysé en France 210 expertises d'auteurs d'homicide entre 1975 et 2005. Parmi eux : 15 sujets (7 %) soit 9 femmes et 6 hommes présentaient un trouble de l'humeur au moment des faits. Là encore on retrouve les épisodes dépressifs avec caractéristiques mélancoliques à 60 % et des épisodes dépressifs majeurs à 13 %. Néanmoins, il convient de signaler que cette criminalité des dépressifs est rare et se produit seulement quand elle est associée à d'autres symptômes.

S'agissant désormais du trouble bipolaire, nous avons pu nous rendre compte que « les symptômes psychotiques, les troubles sévères de la personnalité et les conduites addictives sont les facteurs pathologiques associés à la violence[2] ». À nouveau, la violence est due à une association de plusieurs symptômes.

Une étude étasunienne réalisée entre 1990 et 1992 par la National Comobidity Survey (NCS) dévoile que la violence concernait 2 % des personnes ne réunissant pas les critères d'un trouble psychiatrique alors qu'elle concernait 7 % en cas de dépression majeure et 16 % en cas de trouble bipolaire.

Par ailleurs, nous nous sommes penchés sur une étude de S. Hodgins et al. de 1999 qui observe le rapport entre des arrestations et les troubles affectifs de l'humeur. Elle a été effectuée sur un groupe de 324 401 personnes au Danemark, âgées de 43 à 46 ans. Au sein de ce groupe, 13 % des hommes sans antécédent d'hospitalisation en psychiatrie ont été arrêtés au moins 1 fois, contre 20 % pour les hommes déjà hospitalisés pour dépression psychotique et 27 % pour ceux ayant un trouble bipolaire. Autrement dit, les personnes déjà hospitalisées pour troubles de l'humeur semblent plus susceptibles de commettre des infractions que la population indemne.

2022, à l'adresse https://www.has-sante.fr/upload/docs/application/pdf/2010-12/dangerosite_psychiatrique_-_textes_des_experts_-_v3mel.pdf

[1] En lien avec l'humeur

[2] *Op.cit.*

Quant à la manie, elle n'est que rarement associée à la criminalité grave mais conduit souvent à des infractions mineures variées. Ainsi, en phase maniaque délirante ou furieuse, peuvent se produire des infractions de harcèlement, d'exhibitionnisme qui sont bien « plus fréquentes que le viol[1]». Cela peut également se produire lors de phases dépressives ou de dépendance. Encore une fois, le passage à l'acte du maniaque ne se produit que lorsqu'il est associé à un autre trouble.

B. Exemples concrets ou « la criminalité illustrée des malades mentaux »

Nous évoquons dans la présente sous-partie des affaires françaises (1) et américaines (2) qui ont défrayé la chronique. À chaque fois, elles ravivent le débat sur la santé mentale et le rôle des gouvernements.

1) En France

a) L'exemple d'un tueur schizophrène : « le drame de Pau »

Dans la nuit du 17 au 18 décembre 2004, un ancien patient déjà interné plusieurs fois pour schizophrénie se rend à l'hôpital psychiatrique de Pau. Lorsqu'il croise deux infirmières, il les poignarde et décapite une d'entre elles.

Il est arrêté le 29 janvier 2005 à l'occasion d'un contrôle au cours duquel les enquêteurs remarquent une concordance d'empreintes entre celles du tueur de Pau et les siennes. L'affaire a particulièrement marqué les esprits, notamment car la tête décapitée de l'une des infirmières a été retrouvée posée sur une télévision. Concernant les avocats des parties civiles, ils ont tout fait pour que les familles obtiennent un procès. Tout le débat a porté sur la notion de responsabilité de ce jeune schizophrène de 21 ans.

Les débats d'experts contradictoires ont duré près de deux ans. Finalement, Romain Dupuy a été reconnu irresponsable pénalement car son discernement était aboli au moment des faits. Un

---

[1] *Op.cit.*

appel de cette décision a été interjeté mais le non-lieu psychiatrique a bien été confirmé.

L'affaire a relancé les critiques à l'égard du système judiciaire français et du principe d'irresponsabilité pénale qui, selon certains, privent les familles d'obtenir une vraie justice. D'autres critiques que nous rejoignons s'attaquent, elles, au manque de moyens investis dans la santé mentale en France et le manque de suivi de certaines personnes malades potentiellement dangereuses.

b) L'exemple d'un crime paranoïaque : les sœurs Papin

Deux sœurs, Christine et Léa Papin sont servantes dans les années 1930 au sein d'une famille bourgeoise. Au départ, leur patronne se montre affectueuse avec elles et les femmes entretiennent de bons rapports. Ces deux sœurs passent tout leur temps libre ensemble et n'ont pas réellement de vie sociale en dehors de la maison de leur patronne. De plus, elles ont vécu une enfance assez difficile. Au fil du temps, leur patronne se montre de moins en moins sympathique et leur fait souvent de vives remarques quand quelque chose n'est pas réalisé à son goût. Le soir du 2 février 1933, les deux sœurs provoquent malencontreusement une panne d'électricité alors que leur patronne est absente. À son retour, cette dernière est furieuse et une violente dispute éclate entre les employées de maison et la patronne, accompagnée de sa fille. De là, Christine en vient à arracher un œil à cette dernière et le jette ensuite dans les escaliers. Sa sœur fait la même chose à la patronne qui décède peu de temps après, ainsi que sa fille, des suites de ces blessures. Les deux sœurs ne s'arrêtent pas là et mutilent les corps de leurs victimes, écrasent leur face, les dénudent et tailladent les cuisses et les fesses de l'une pour arroser l'autre avec ce sang. Elles passent ensuite au nettoyage de cette scène atroce et vont se coucher.

Le Docteur Lacan explique qu'« au juge, elles ne donneront de leur acte aucun motif compréhensible, aucune haine, aucun grief contre leurs victimes ; leur seul souci paraîtra de partager entièrement la responsabilité du crime. À trois médecins experts, elles apparaîtront sans aucun signe de délire, ni de démence, sans aucun trouble actuel psychique ni physique, et force leur sera d'enregistrer ce fait ». En prison, Christine a des crises hallucinatoires et cherche à s'automutiler, ce qui la conduit à la camisole de force. Le 30 septembre elles sont reconnues coupables d'homicides alors même que « les étrangetés de la vie des sœurs avaient convaincu la majorité des psychiatres de l'irresponsabilité des meurtrières ».

Selon ces psychiatres, les deux sœurs sont atteintes de paranoïa et leur passage à l'acte relève d'une pulsion. Le Docteur Lacan va plus loin en expliquant que cette pulsion engendrée par la maladie « est empreinte en elle-même de relativité sociale : elle a toujours l'intentionnalité d'un crime, presque constamment celle d'une vengeance, souvent le sens d'une punition, c'est-à-dire d'une sanction issue des idéaux sociaux [...] ». Ainsi, au-delà du motif hallucinatoire, sommeillent des motifs d'ordre social dans le passage à l'acte des individus paranoïaques. Ces deux sœurs qui ont vécu une enfance traumatisante se sont senties plus fortes à deux et sont rentrées ensemble dans cette psychose. Se sentant accablées et soumises à leur patronne, elles ont commis un acte irréparable. Le Docteur Lacan explique qu'en réalité, le délire qui contient un sentiment de persécution et d'injustice « s'évanouit avec la réalisation des buts de l'acte ». Autrement dit, pour faire cesser le délire, le passage à l'acte était quasi inévitable dans leur cas.

Nous allons désormais analyser des cas qui se sont déroulés à l'étranger qui ont marqué les esprits et qui ont également posé la question du traitement étatique des personnes atteintes de troubles mentaux.

2) À l'étranger

a) L'exemple d'une tueuse à la personnalité borderline : Aileen Wuornos

Aileen Wuornos est la femme qui a inspiré le film *Monster* sorti en 2003, incarnée par Charlize Theron. Née en 1956 aux États-Unis, elle vit une enfance difficile avec un père pédophile et une mère qui l'a laissée à ses grands-parents. Du côté de ces derniers, rien de bien mieux pour des enfants. En effet, le grand-père est alcoolique et les frappe régulièrement elle et son petit frère. Les deux enfants qui sont perturbés sont très proches et ont des rapports physiques incestueux très tôt. À seulement 11 ans, Aileen a des rapports avec d'autres hommes en échange de cigarettes, d'argent ou de drogue. À ses 15 ans, elle se retrouve à la rue et se tourne véritablement vers la prostitution pour survivre.

Aileen débute, comme beaucoup de tueurs en série, par de la petite délinquance. Elle est interpelée la première fois en 1974 pour conduite en état d'ivresse et tir au pistolet. Elle est de nouveau arrêtée quelques années plus tard pour trouble sur la voie publique et pour vol. En 1981, lorsqu'elle a 25 ans, elle braque une épicerie mais se fait rattraper aussitôt. Cela lui coûte sa première détention, pour trois années. Une fois libérée, celle-ci n'emprunte pas un autre chemin que celui de la délinquance. Elle sera encore arrêtée pour d'autres infractions mais, faute de preuves, n'est pas condamnée.

Une lueur apparaît dans sa vie lorsqu'elle rencontre une femme qui devient sa compagne. Le couple veut vivre ensemble mais a besoin d'argent. Aileen enchaîne alors les passes mais celles-ci basculent peu à peu… Le 30 novembre 1989, munie d'un revolver, elle tire quatre balles dans le dos de son client. Elle prend ensuite son argent, recouvre le corps à l'aide d'un tapis puis s'enfuit. Six mois après son premier passage à l'acte criminel, elle réitère et tue quatre autres victimes de plusieurs balles. Manque de chance, elle a un accident de voiture avec sa compagne en 1990 et craint que la plaque d'immatriculation la fasse repérer par les autorités. Les deux femmes s'enfuient mais la crainte n'empêche pas Aileen de récidiver. La police qui avance dans son enquête retrouve certains objets volés par Aileen aux hommes qu'elle a tués chez des prêteurs sur gages. Sur ces objets, les enquêteurs retrouvent des empreintes qui correspondent à celles retrouvées dans une voiture d'une des victimes, c'est-à-dire à celles d'Aileen. Celle-ci est finalement arrêtée le 9 janvier 1991 alors qu'elle buvait un verre dans un bar.

En 1992 s'ouvre le procès pour le meurtre de sa première victime. Son avocate plaide la légitime défense, Aileen arguant que l'homme a tenté de la violer. Cependant, cela ne convainc pas le Juge et l'attitude agressive de l'accusée ne plaide pas en sa faveur. Elle est reconnue coupable d'homicide volontaire et condamnée à la peine de mort alors que des experts l'ont diagnostiquée borderline. De nouveaux procès viennent par la suite la reconnaitre coupable d'autres meurtres et aussi de plusieurs vols. Cette affaire a été très médiatisée car cette femme incarne la haine des hommes. Cela est probablement dû à son enfance vécue en présence d'un père pédophile et d'un grand-père qui la battait. De plus, le fait d'avoir des rapports sexuels très tôt a fait germer l'idée en elle que les hommes étaient des « porcs » à envoyer à l'abattoir. Elle est elle-même très crue dans ses paroles lors de ses procès, par exemple elle a pu dire : « si on me garde en vie, je vais tuer à nouveau. Je suis rongée par la haine[1] ». Nous pensons qu'elle a réellement été traumatisée par les évènements qu'elle a vécus toute sa vie. Évidemment, le mobile principal qui a été retenu et corroboré par les vols est l'argent. Cependant, nous pensons vraiment que le passage à l'acte criminel a été engendré par cette haine, ce désir de se venger des hommes. Autant d'éléments qui ont favorisé sans aucun doute les multiples passages à l'acte de cette femme. Wuornos est finalement décédée par injection létale en 1992.

b) L'exemple d'une tueuse dépressive : Akon Guode

Nous allons ici envisager le cas d'une mère dépressive qui a commis des filicides (meurtre par un père ou une mère de son enfant). Akon Guode est une jeune femme soudanaise traumatisée par la perte de ses proches à cause de la guerre civile au Soudan. À 17 ans, elle s'installe chez son mari qui est par la suite tué et brûlé devant elle. En plus de cette peine, elle se fait violer par les tueurs de son mari. Parvenant à quitter le Soudan, elle demande le statut de réfugiée à l'Australie qui fait droit à sa demande. En Australie, la jeune femme rencontre un homme déjà marié avec qui elle a des enfants qu'elle élèvera totalement seule. Cet homme ne s'occupe ni d'elle ni des enfants, ce qui renforce la détresse de la jeune femme. En 2015, Akon Guode assassine trois de ses enfants et échoue avec le quatrième. Elle les conduit vers un lac et

1 http://www.psycho-criminologie.com/aileen-wuornos-la-demoiselle-de-la-mort.html, Consulté le 5 novembre 2022.

abandonne les enfants dans la voiture qu'elle laisse couler dans l'eau.

Devant le Tribunal, la mère plaide coupable. Les procureurs n'ont pas demandé la perpétuité au vu de l'état mental de l'accusée. Un juge a déclaré qu'elle souffrait de stress post-traumatique et de symptômes de dépression. Il l'a interrogée sur les mobiles de ses crimes mais Guode n'a jamais pu donner de réponse. Selon ce dernier, ces actes sont le produit d'un désespoir extrême. Akon Guode est condamnée à 20 ans de prison. Pendant le procès, les avocats de la défense ont insisté sur le fait qu'Akon Guode avait subi un grave traumatisme psychologique avec la guerre, un traumatisme qui n'a jamais été traité…

Au terme du présent chapitre, nous connaissons les différentes tentatives de création d'un portrait type du criminel à partir de facteurs tenant d'abord à la biologie, puis à sa personnalité. Nous avons également étudié les facteurs de risque individuels propres aux malades mentaux. Nous savons désormais que toutes ces théories présentent certaines limites qu'il faut observer avec vigilance avec d'en tirer toute conclusion. Il y a une immense diversité de tueurs, malades ou non, ce qui est un réel frein à l'émanation d'une classification uniforme.

En outre, nous avons analysé les maladies et les troubles de la personnalité les plus fréquemment impliqués dans la criminalité. Nous avons également soulevé la fin de la comparaison entre tout malade mental et un tueur en révélant notamment qu'il y avait peu de tueurs malades mentaux. Puis nous avons donné des exemples concrets de crimes perpétrés sous le coup d'une maladie mentale.

Il nous faut dès à présent aller plus loin, un peu comme si nous suivions les évolutions de la criminologie. De l'anthropologie criminelle à la sociologie criminelle, nous allons désormais basculer dans le champ des explications sociales de la maladie mentale et de la criminalité.

Chapitre 2 : Les facteurs déclencheurs du passage à l'acte extérieurs à la personnalité du malade mental

Bien plus déterminants que des facteurs biologiques, il s'agit de voir l'importance de facteurs extérieurs à la personnalité dans le passage à l'acte.

Section 1 : La pluralité de facteurs sociaux dans la genèse du passage à l'acte

Une fois que l'on commence à se rendre compte que des facteurs sociaux ont un impact majeur sur la criminalité et/ou la maladie mentale, on s'aperçoit également qu'il en existe une importante diversité. Cela passe de facteurs économiques, sociaux à des facteurs familiaux, environnementaux... De ce fait, nous ne pouvons pas tous les aborder de manière exhaustive.

Nous préférons focaliser notre propos sur la découverte de ces facteurs (Paragraphe 1) ainsi que sur l'influence des certaines grandes écoles de socio-criminologie (Paragraphe 2).

Paragraphe 1 : La naissance de la sociologie criminelle

Au XIXe siècle, on commence progressivement à s'éloigner de l'atavisme de Zola et de la théorie du criminel-né de Lombroso. La criminalité est abordée à travers le vécu d'un individu. Nous allons évoquer ensemble quelques-unes de ces théories modernes de la criminalité (A) et leur prolongement (B).

A. Les théories de la fin du XIXe siècle : un début d'abandon des théories déterministes

Les premières théories qui sont apparues ne renient pas toute hérédité. Elles se situent à la même époque que Lombroso mais commencent à s'en détacher petit à petit pour aborder l'individu criminel sous un autre angle.

Guerry et Quételet font partie des auteurs de ces théories attachées aux facteurs sociaux (1), tout comme Alexandre Lacassagne (2).

1) Guerry et Quételet

Il nous semble opportun de citer les travaux de deux statisticiens Guerry (1802-1866) et Quételet (1796-1874). Au XIXe siècle, le crime fait l'objet de nombreuses études, les gouvernements commencent d'ordonner à leurs agents de créer des recensements, des statistiques sur les arrestations et les sanctions pénales.

Guerry et Quételet vont réaliser des tableaux et démontrer que la criminalité est devenue stable au fil du temps. Ils établissent alors une loi de la constance de la criminalité. Selon cette « loi », les individus répondent à des lois semblables à celles de la physique dans lesquelles aucun libre-arbitre n'est possible.

Mais pour ce qui nous intéresse plus particulièrement à savoir, les facteurs sociaux de la criminalité, ces deux statisticiens sont véritablement avant-gardistes. Ils font partie de ces rares chercheurs de l'époque qui commencent à s'intéresser au lien entre pauvreté et criminalité. Ils montrent également les conséquences de la révolution industrielle sur l'augmentation de la criminalité des villes. Selon eux, les régions les plus riches connaissent un taux de criminalité beaucoup plus élevé que les régions pauvres. En réalité, ils expliquent que c'est l'inégalité et souvent le passage de la richesse à la misère qui peut pousser au crime. Ce sont les premiers à pointer du doigt la société de consommation qui « nous a créé des besoins et nous incite à les satisfaire. Et lorsqu'on ne peut plus les satisfaire, on va le faire peut-être par des besoins criminels[1] ».

Les deux hommes ont développé une autre théorie à nouveau très différente des théories déterministes et biologiques de leur époque. Selon eux, au-delà de la personnalité ou des affections mentales, la chaleur serait un facteur de criminalité. Cette loi thermique indique que les agressions et les crimes sont rencontrés plus fréquemment dans les pays où il fait le plus chaud. À titre

---

[1] A.-B. CAIRE. (2022). *Criminologie*. Ellipses.

d'exemple ils évoquent la Corse qui détenait le record des condamnations. Corrélativement, les hivers engendreraient une baisse de la criminalité et de la délinquance. L'été on retrouve plus d'agressions, de viols et de cambriolages. Bien qu'elle puisse paraitre étrange, cette théorie est parfois réétudiée et approfondie aujourd'hui. Elle a même un nom ; désormais on peut entendre parler « d'école géographique » du crime. Que ce soit volontaire ou non, grâce à leurs statistiques ces chercheurs nous ont aidés à sortir de l'ère du déterminisme. Leurs méthodes ont permis d'expliquer des relations entre certaines variables démographiques, économiques.

La criminalité n'est dès lors plus expliquée uniquement par la biologie. Les nouvelles méthodes n'observent plus des crânes ouverts ou la physiologie humaine, non, elles s'ouvrent aux faits socio-économiques.

2) L'école du milieu social (A. Lacassagne)

Alexandre Lacassagne (1843-1924) est avant tout connu en tant que pionnier de la balistique et pour avoir fondé une des premières revues d'anthropologie criminelle. Ce médecin légiste lyonnais est resté peu connu pendant de longues années avant que sa théorie soit réétudiée. Ses idées vont à l'encontre de la théorie du criminel-né de Lombroso. En effet, Lacassagne aborde la criminalité sous l'angle de facteurs sociaux et se détache des facteurs héréditaires.

Lacassagne ne nie cependant pas l'influence de malformations anatomiques et physiologiques qui sont très fréquentes chez les individus criminels, mais selon lui cela ne permet pas de déduire un type criminel. Il reconnait volontiers l'impact de ces acquis biologiques mais il met l'accent sur le « milieu social ». S'il est un précurseur, c'est en ce sens que c'est lui aussi l'un des premiers à répandre l'idée qu'à côté du biologique se situe le social et que ce sont deux aspects fondamentaux de la criminalité et constituent à ce titre « les deux données essentielles de l'anthropologie criminelle[1] ».

Tout de même marqué par le contexte de son époque et par ses contemporains, Lacassagne s'intéresse au cerveau. Pour lui, il

---

[1] *Op.cit.*

s'agit d'un organe « malléable » qui peut connaitre des changements initiés par le travail intellectuel. Et surtout, il explique que le cerveau est très réactif aux circonstances sociales. Selon ses dires, « le facteur social et le milieu dans lequel nous vivons sont très importants ; ces facteurs retentissent surtout dans la partie occipitale du cerveau. S'il n'y a pas équilibre parfait, on se trouve en présence du vice, du crime, de la révolte contre l'état social[1] ». Dans le cerveau il y aurait selon lui trois grandes couches qui guideraient le rapport de l'individu à la société. « Ces trois couches socio-phrénologiques produisent trois grandes catégories de criminels : les criminels de pensée (frontaux), les criminels d'actes (pariétaux) et les criminels de sentiments ou d'instincts (occipitaux) ».

La première catégorie vise ceux qui d'après Lacassagne restent au stade de projet criminel sans passage à l'acte. S'agissant de la deuxième, les individus qui en font partie sont ceux qui passent à l'acte criminel. Pour la dernière, les passages à l'acte sont aléatoires, contextualisés.

En dernier lieu à son sujet, nous avons souhaité citer deux aphorismes célèbres de Lacassagne. Si nous les évoquons, c'est parce qu'ils sont emprunts d'optimisme et vont à l'encontre de toute fatalité biologique. Lacassagne a pu dire qu'« au fatalisme qui découle inévitablement de la théorie anthropologique, nous opposons l'initiative sociale ». Ce qu'il faut entendre par là, c'est qu'un gouvernement qui investira pour remédier à la misère sociale verra son taux de criminalité diminuer. De même pour celui qui investira davantage dans la santé mentale. Dire que tout est héréditaire et irrémédiable est une excuse trop facile. Il y a des personnes que l'on peut soigner, que l'on peut guérir et encore d'autres que l'on peut empêcher de passer à l'acte si on s'y intéresse. Ainsi, cette autre phrase de Lacassagne vient mettre en lumière l'idée selon laquelle le gouvernement doit investir davantage dans des domaines où il a délaissé ses citoyens : « la Justice flétrit, la prison corrompt et la société a les criminels qu'elle mérite ».

---

[1] A. LACASAGNE (1892). *Les sentiments primordiaux des criminels*. Actes du congrès d'anthropologie criminelle de Bruxelles, Bruxelles, F. Hayez, p. 240.

Les prémices des explications sociologiques de la criminalité étant présentées, nous allons étudier d'autres théories qui tendent à leur tour au détachement progressif des théories déterministes.

B. Le prolongement de la « socio-criminogenèse »

À partir de ce moment où l'influence de la société sur le comportement criminel a été mise en avant, les scientifiques se sont rendu compte que la société influençait même plus globalement le psychisme de chaque individu. De là apparaissent des hypothèses selon lesquelles c'est la société elle-même qui provoque la criminalité et les maux que l'on connait aujourd'hui tels que les dépressions en masse, les *burn-out*... Sans pour autant affirmer qu'elle les provoque, nous assumons le fait de dire qu'elle n'y remédie pas assez suffisamment. Nous reviendrons sur cette parenthèse et poserons cette problématique plus tard dans le déroulement de notre travail.

Pour le moment, nous continuons d'évoquer les premières théories sociologiques du crime avec la théorie multifactorielle d'Enrico Ferri (1) et avec les travaux d'Edwin Sutherland (2).

1) Théorie multifactorielle d'Enrico Ferri

Enrico Ferri (1856-1929) est lui aussi considéré comme l'un des fondateurs de la criminologie moderne. Il s'est intéressé à l'environnement social du criminel comme moteur de son passage l'acte. Lui aussi évoque encore un certain déterminisme mais fait partie des premiers à avoir posé la thèse d'une pluralité de facteurs pour expliquer la criminalité.

Il a observé le comportement des individus qui, dans la même société, sont soumis aux mêmes règles. Il s'est demandé à leur sujet pourquoi seulement certains d'entre eux ont un comportement criminel en établissant de possibles facteurs criminogènes.

Il repère en premier lieu des facteurs « anthropologiques », c'est-à-dire inhérents à la personne du criminel. Ces facteurs dépendent de la constitution organique, du psychique et de variables comme l'âge, le sexe et l'origine d'un individu.

En second lieu, Ferri évoque des facteurs qui seraient liés cette fois au milieu physique (« cosmo telluriques »). Ces facteurs sont exogènes à l'être humain et sont plutôt liés au climat, à l'agriculture ou encore au sol.

En tout dernier lieu selon Ferri, il existe des facteurs exogènes liés au milieu social du criminel. Il évoque à titre d'exemple la constitution de la famille du criminel, le système d'éducation de son pays, son éducation, l'opinion publique de son pays et l'organisation politique. Il apparait alors que Ferri semble avoir pris lui aussi le tournant inévitable dans le domaine de la criminologie qui consiste à observer des facteurs sociaux.

À partir de cette classification des différents groupes de facteurs, Ferri a établi cinq catégories de délinquants. Dans chacune d'elles, un des groupes de facteurs évoqués ci-dessus prédomine.

Tout d'abord, les criminels chez qui prédomineraient des facteurs anthropologiques sont d'une part les criminels-nés et les criminels aliénés selon lui. Cependant, Ferri est moins fataliste que Lombroso. En effet, il explique que ce n'est pas parce qu'on est prédisposé à être criminel qu'on le devient forcément. Il rappelle l'influence des facteurs sociaux en disant que s'ils sont favorables ils peuvent éloigner de la criminalité. Il en va de même pour les malades mentaux pour lesquels un bon suivi peut éviter les passages à l'acte.

S'agissant des trois autres catégories de délinquants ou de criminels, les facteurs exogènes prédomineraient. Parmi eux, les délinquants d'habitude qui ont grandi dans des conditions sociales très défavorables et qui ont du mal à sortir de la délinquance. On retrouve aussi les délinquants d'occasion. Ce sont des personnes qui ont commis leur passage à l'acte dans des circonstances opportunes et qui n'ont pas pu résister. Enfin, les criminels passionnels que Ferri semble mettre à part. Selon lui, leur passage à l'acte est dû à leur hypersensibilité en réaction à quelque chose et ceux-là ne doivent pas forcément aller en prison.

Le criminologue avertit tout de même ses lecteurs en expliquant que ses classifications sont un peu rigides pour coller parfaitement à la réalité. Autrement dit, il admet que l'on puisse trouver des recoupements entre les différentes catégories selon les subjectivités de chaque être humain.

Nous poursuivons notre découverte progressive vers des criminologues modernes et de la criminologie telle qu'elle s'étudie aujourd'hui, notamment avec les travaux d'Edwin Sutherland.

2) Travaux d'Edwin Sutherland

Edwin Sutherland (1883-1950) est un criminologue américain qui a réduit l'importance de l'hérédité et des penchants dans l'appréhension de la criminalité. Il fait partie de ceux qui se sont davantage intéressés au modèle culturel des individus, étant parfois à l'origine selon lui d'un « conditionnement criminel ».

En d'autres termes, Sutherland pense que la personnalité d'un individu est influencée par son environnement. Il explique que le comportement criminel est le fruit d'un apprentissage au sein de la famille, d'un groupe d'amis ou de bandes. La criminalité serait en quelque sorte un héritage culturel, une éducation parmi d'autres.

En outre, Sutherland a pu écrire que « la probabilité de devenir réellement criminel dépend du rapport différentiel entre les conceptions favorables et celles qui sont défavorables au respect de la loi pénale ». Il rejoint Ferri sur ce point qui disait qu'un individu devient criminel lorsqu'il est placé dans trop de circonstances défavorables.

Certes, quelqu'un qui vit dans un environnement criminel présente des risques de reproduire cette criminalité mais ce n'est pas systématique, notamment si l'école ou le reste de son entourage parviennent à l'en détourner. Et à l'inverse, quelqu'un qui n'a pas baigné dans des milieux criminels mais qui se trouve dans des circonstances très défavorables pourrait passer à l'acte.

Par ailleurs, les travaux de Sutherland sont connus pour sa notion d'« association différentielle ». Avec lui, le passage à l'acte criminel semble relever d'un équilibre ou d'une sorte de calcul « coût-avantage » de la part de son auteur. En d'autres termes, certains ne sont prêts à transgresser la Loi que s'ils trouvent des justifications ou des « interprétations favorables » à cette transgression.

Il est fréquent qu'une personne interprète des normes dans un tout autre sens que celui pour lequel elle a été créée ; il s'agit souvent d'un sens qui penche en sa faveur et qui s'avère alors totalement déculpabilisant. Ainsi, le basculement d'un individu vers la criminalité dépend des interprétations qu'il fait de la légalité. Cela permet de retirer toute entrave, toute morale chez l'individu qui veut passer à l'acte.

En dernier lieu au sujet de la lecture des travaux de Sutherland, nous pensons qu'ils reflètent son appartenance à l'École de Chicago, connue pour ses travaux sur les concepts de déviance et de réaction sociale.

Paragraphe 2 : L'influence majeure de grandes écoles sur l'approche sociologique contemporaine de la criminalité

Il nous parait primordial d'évoquer les deux grandes écoles qui ont influencé la criminologie et la sociologie contemporaines : l'école de Chicago (A) et l'école durkheimienne (B).

A. L'école de Chicago

« On désigne habituellement sous l'expression « École de Chicago » un ensemble de travaux de recherches sociologiques conduites, entre 1915 et 1940, par des enseignants et des étudiants de l'université de Chicago [...] La sociologie de Chicago se caractérise avant tout par la recherche empirique et elle marque un tournant dans l'impact que la recherche sociologique va avoir sur la société[1] ».

Les scientifiques faisant partie de cette école ont élaboré des théories environnementales reliant le passage d'un individu à son environnement (1) et aussi la fameuse théorie de la réaction sociale (2).

1) Les théories environnementales

L'école de Chicago a développé la théorie selon laquelle l'environnement a une influence sur la criminalité. Elle présente le milieu urbain comme un organisme vivant sous la notion « d'écologie urbaine ». C'est l'idée que la délinquance et la

---

[1] *Op.cit.*

criminalité sont influencées par des circonstances démographiques, économiques, sociales et ethniques en place dans une zone géographique déterminée.

Le sociologue Clifford R. Shaw (1895–1957) a développé un concept désignant les zones urbaines ayant un taux de criminalité élevé appelé « *delinquency areas* ». Ce concept donne naissance à la notion d'« espace défendable ». Il s'agit d'un espace dans lequel des mécanismes de prévention situationnelle sont mis en place afin d'appréhender le risque de commission d'infraction. Cette prévention a été mise en place aux États-Unis afin de lutter contre la criminalité, notamment dans les quartiers résidentiels de Chicago où les habitants vivaient dans une grande insécurité jusqu'à encore peu. Ces théories écologiques ont influencé l'aménagement urbain et l'architecture, lorsque des sociologues de l'école de Chicago se sont aperçus que dans les rues éclairées et propres ils relevaient moins de délinquance.

Selon Oscar Newman, lorsqu'ils vivent dans un environnement résidentiel sain, les citoyens sont incités à se comporter comme des agents de contrôle de la communauté. Autrement dit, un quartier lumineux et propre donne envie de le préserver. Les habitants souhaitent maintenir cet ordre eux-mêmes. Lorsqu'une personne ressent un sentiment de propriété sur l'espace public, elle veille automatiquement à le protéger d'une manière ou d'une autre. Cela ne constitue alors pas une situation favorable au passage à l'acte du délinquant ou du criminel.

Oscar Newman (1935-2004) a mis en pratique cette théorie et répertorié les facteurs pouvant contribuer à la création d'un espace défendable. Tout d'abord, il évoque la territorialité : il faut donner aux individus l'impression que le territoire de chacun est inviolable. Ensuite, il explique qu'il faut développer la surveillance naturelle, c'est-à-dire la capacité des résidents à voir ce qui se passe dans leur quartier grâce à un aménagement particulier des lieux. En dernier lieu, il évoque le milieu en évoquant en réalité le fait de mettre à proximité un poste de police.

Ces théories du milieu du XXe siècle ont donné des idées à des ingénieurs qui ont créé des logiciels de police prédictive. À partir du constat indiquant que la délinquance des villes se concentre toujours autour de « *hot-spot* » (« points-chauds ») dans des quartiers désorganisés où quasiment tout pousse à devenir délinquant, deux logiciels sont mis en place.

Le premier permet de regarder les « *compstat* ». Il s'agit de données sur les interventions de la Police qui permettent d'envoyer les forces de l'ordre dans les quartiers où la délinquance est observée en grande majorité. En d'autres termes, ce logiciel permet de viser les points chauds pour envoyer des patrouilles sur les lieux et dissuader les délinquants. Il donne même des informations sur les méthodes qui ont pu fonctionner et qui pourraient être réemployées à un endroit précis. Aujourd'hui, les polices européennes telles que la Préfecture de Police de Paris et la *Metropolitan Police Service* de Londres ont adopté cette technique américaine.

Le second logiciel est « Predpol ». Ce logiciel est vraiment prédictif en ce qu'il fournit à la Police des indications sur le lieu et sur le moment précis où des infractions futures risquent d'être commises. Le logiciel croise les données recueillies préalablement et à partir d'algorithmes, il indique sur quel lieu la Police doit intervenir plutôt qu'un autre en raison de ses données. Le Predpol est utilisé à ce jour dans plusieurs villes américaines.

Beaucoup de défenseurs des Droits de l'Homme et des libertés individuelles s'indignent contre ces logiciels qui dirigent toujours les forces de l'ordre dans les mêmes quartiers. En effet, ces techniques perpétuent la stigmatisation des individus des quartiers pauvres et de certaines origines ethniques. La Police est envoyée dans leur quartier simplement à titre de prévention, autrement dit ces individus demeurent soupçonnés en permanence. Selon nous, cette stigmatisation n'arrange pas les chiffres de la criminalité bien au contraire elle l'augmente. Quand des personnes sont traitées comme des parias sur plusieurs générations et sur le fondement injustifiable de leur couleur de peau, nous comprenons qu'elles puissent avoir un sentiment d'injustice, de haine qui peut effectivement conduire à un mode de « défense-agressive » contre les oppresseurs.

Par ailleurs, et au même titre que l'environnement urbain, il est un environnement qui importe tout autant. Il s'agit de l'environnement social et familial dans lequel l'individu grandit. Le sociologue Becker (1928) a soulevé la question de savoir pourquoi il existe des individus qui ne commettent pas de crime. Il a remarqué qu'il s'agissait de personnes qui trouvent leur(s) intérêt(s) dans la société. Selon ses recherches, le fait d'être engagé dans la vie sociale dissuade par rapport au crime. Partant de ce postulat, les individus qui passent à l'acte sont alors ceux qui n'ont rien à perdre. Ceux qui n'ont pas d'emploi, pas de relations sociales se trouvent situés en dehors du fameux contrat social ; ils n'ont ainsi rien à respecter et rien à préserver.

Pourtant, il arrive que des personnes basculent vers la délinquance ou la criminalité en dépit de leur bonne intégration sociale. Ces personnes ont conscience de leurs avantages sociaux et ne voudraient pas s'en passer, alors lorsqu'elles passent à l'acte elles essaient de trouver une justification à leur crime. Soit elles se prétendent victimes, soit elles prétendent se faire justice elles-mêmes. Quoi qu'il arrive, là aussi des algorithmes s'avèrent trop réducteurs car ils ne prennent que rarement en compte ces passages à l'acte inattendus.

2) La criminologie de la réaction sociale (années 70)

Nous jouons le rôle qu'on nous attribue. Une telle phrase résume la théorie de l'étiquetage social développé par la deuxième école de Chicago. Cela signifie en d'autres termes que la société appose des stigmates sur certains individus et les pousse à être ce que les autres pensent d'eux. À partir du moment où un individu ne se conforme pas à l'ensemble des normes de son milieu, il suscite chez les autres un malaise et une tendance à l'étiqueter c'est-à-dire à lui appliquer une « identité négative centrée uniquement sur l'action déviante qu'il a posée ».

Lemert (1912-1996) est un sociologue qui a identifié deux types de déviance. Il y a la déviance « primaire » qui se produit lorsqu'un individu transgresse une norme sans pour autant être étiqueté comme déviant. La notion de déviance « secondaire » vise quant à elle le moment où s'effectue, par le contrôle social, la qualification d'un individu en tant que déviant. Cela signifie qu'il y a des entrepreneurs de morale au sein de la société. Ce sont eux qui viennent ou non apposer le qualificatif « déviant » sur le comportement d'une personne. Les théories de la réaction sociale s'intéressent à cette déviance et donc à l'effet que peut avoir la désignation d'être déviant sur un individu.

Selon Lemert, « ce n'est pas la déviance qui conduit au contrôle social, mais le contrôle social lui-même qui conduit à la déviance ». Autrement dit, cet étiquetage entraîne une marginalisation de l'individu qui n'était pas forcément marginalisé au départ ou alors renforce davantage son exclusion. À force, il se passe une sorte d'intériorisation d'une identité négative. Ainsi, la stigmatisation s'avère être un « mécanisme amplificateur de la déviance[1] ».

Un autre sociologue de l'école de Chicago s'est intéressé aux types de personnes souvent touchées par cette stigmatisation. Aux dires d'Erving Goffman (1922-1982), la société appose des stigmates sur les individus qui présentent des particularités qui ne sont pas courantes, que ce soit dans leur physique, leur comportement, leur caractère ou encore des personnes provenant d'un groupe ethnique ou religieux minoritaire. Ces individus vont devenir des êtres déviants à mesure qu'ils s'éloignent des attentes que la société a des individus « normaux ».

Aussi, Goffman estime que la commission d'infractions mineures telles que des petits larcins ne devrait pas les sanctionner. Selon lui, c'est lorsqu'on commence à réprimer les personnes qui passent à l'acte par des petits vols qu'elles se tournent par la suite vers de la délinquance majeure. Une fois les perceptions négatives assimilées, celles-ci anéantissent tout espoir de surmonter les problèmes.

Aux termes de ce présent paragraphe, nous ne pouvons pas passer à côté d'un autre sociologue qui a marqué les études de la criminalité contemporaine. Il s'agit d'Émile Durkheim.

B. L'école sociologique de Durkheim et la poursuite assurée du renoncement aux théories déterministes de la criminalité

Émile Durkheim (1858-1917) est considéré comme le père de la sociologie française contemporaine. Il fait partie de ceux qui pensent qu'il existe un lien entre la structure sociale d'un milieu et la criminalité. Il marque un tournant dans la criminologie française en se détachant de toute donnée physiologique. Pour lui, la criminalité est due à la structure des sociétés et non pas à des faits

---

[1] *Op.cit.*

exceptionnels. Selon la structure dans laquelle il vit, l'individu devient ou non criminel.

En effet selon Durkheim, le fait que des personnes s'écartent de la « normalité » n'est pas quelque chose d'extraordinaire. Au contraire, la déviance se développe nécessairement au sein d'une société. Il y a dans chaque groupe des individus qui s'éloignent du modèle dominant.

Le sociologue est encore plus audacieux en expliquant que le crime est utile en ce qu'il est selon lui un facteur de santé publique. Il estime que les gouvernements ont besoin d'anti-héros, de « mauvais » modèles. Cela leur permet de montrer l'exemple au reste de la société, notamment en punissant ces personnes déviantes.

Par ailleurs, le concept le plus célèbre de Durkheim est le concept d'« anomie ». Cette notion provient du latin *anomos* qui se traduit par « ce qui est privé d'ordre, de loi et de structure ». Elle désigne en réalité une situation de trouble à l'ordre social, un affaiblissement des valeurs morales et civiques des sociétés. Cela contribuerait selon le sociologue à créer davantage de problèmes de criminalité. Ses propos peuvent être corroborés avec le cas des banlieues qui sont totalement à l'abandon. Dans les quartiers où il n'y a aucune infrastructure, où les bâtiments tombent en ruine et où la misère est perpétuelle, on observe de nombreux cas de délinquance et/ou de criminalité. Un État qui fait partie des plus grosses puissances mondiales tel que le nôtre ne pourrait-il pas endiguer ce phénomène ? Ou alors le laisse-t-il se produire car cela arrange ses intérêts comme le pensait Durkheim ?

En outre, Durkheim a également étudié le phénomène du suicide en tant que phénomène non pas individuel mais social. Il a montré que les suicides variaient en fonction de l'intégration des individus dans la société, de leur religion et aussi en fonction des saisons.

Il reste éminemment important pour la sociologie et la criminologie en ce qu'il a permis à beaucoup de comprendre que la déviance est un phénomène normal et inévitable. En effet, les évolutions qui marquent les sociétés sont parfois refusées par certains individus. Certains se refusent à chambouler leur vie et à faire comme tout le monde. Intervient alors un déséquilibre qui peut conduire ces individus à se révolter (ou à se suicider). Progressivement, se creuse un fossé entre la société et le déviant.

Les sociologues et criminologues contemporains ont suivi ses pas. Le renoncement aux théories déterministes de la criminalité est désormais assuré. De multiples auteurs affirment l'existence d'une pluralité de facteurs sociaux dans le passage à l'acte. On a cessé d'expliquer la criminalité par l'existence de maladies mentales innées et/ou héréditaires.

Aujourd'hui, pour comprendre le parcours criminel d'un individu, on ne s'arrête plus simplement au fait de savoir s'il est atteint d'un trouble mental. On recherche les causes de ce trouble, de cette perturbation dans sa vie. Et il s'avère qu'à chaque fois, on retrouve les mêmes antécédents familiaux ainsi qu'une grande précarité. De là, il est possible de comprendre que beaucoup d'individus deviennent malades au cours de leur vie à cause de structures sociales défaillantes qui restent pourtant inchangées…

Or, selon le rapport de la Haute-Autorité de la Santé déjà cité, « l'isolement total, l'absence de famille ou de référents, comme la précarité économique, les difficultés de logement, les faibles ressources constituent un facteur de risque d'exposition aux comportements de violence particulièrement élevé, majorant l'éventualité d'un abus ou d'une dépendance à l'alcool ou à d'autres substances psychoactives, de ruptures thérapeutiques ou d'incurie. Dans l'attente de mesures spécifiques d'aide à la vie quotidienne, la vigilance des proches, des aidants et des soignants reste fortement sollicitée.[1] »

À partir de là, il est aisé de penser qu'une société qui se préoccuperait de tous sans exception aurait sans doute moins de malades et moins de criminels. Aux termes de ce développement, nous allons nous intéresser aux mesures de protection des malades mentaux qui sont déjà existantes et à celles qu'il faudrait envisager.

---

[1] *Op.cit.*

Section 2 : Les solutions adaptées à l'individu criminel malade mental et à ses spécificités

« Les troubles psychiatriques graves exposent particulièrement les personnes qui en souffrent à l'isolement dans la cité, à la désafférentation sociale et à la stigmatisation. Cette vulnérabilité justifie des mesures spécifiques d'étayage et d'assistance dans la vie quotidienne, au-delà même des mesures classiques de protection juridique. Cet accompagnement représente une condition importante de la continuité des soins et de l'alliance thérapeutique, reposant sur les proches ou les aidants et l'accessibilité aux soins. Les procédures d'alerte n'en sont que plus facilement déclenchées[1] ».

Cependant, nous verrons que cet accompagnement n'est pas toujours mis en place en bonne et due forme. Le traitement actuel des malades mentaux semble insatisfaisant pour plusieurs raisons que nous allons observer (Paragraphe 1). Nous essayons ensuite de réfléchir à ce qui pourrait être amélioré en mettant en avant certaines critiques (Paragraphe 2).

Paragraphe 1 : L'insatisfaisant traitement actuel

« On reconnait une société à la façon dont elle traite ses fous[2] ». Cette citation de Michel Foucault laisse penser que dans un pays comme la France, « pays des droits de l'Homme », chaque citoyen voit ses droits garantis. Pourtant, nous avons l'occasion de démontrer que le respect des droits des malades mentaux n'est pas toujours garanti, que ce soit dans le champ du Droit (A) ou de la Psychiatrie (B).

A. En Droit

Il s'agit d'aborder le traitement des individus malades mentaux face à la Justice lors d'un procès (1) et plus globalement, le

---

[1] *Op.cit.*

[2] M. FOUCAULT. (1961). *Folie et Déraison. Histoire de la folie à l'âge classique*, Paris, Plon.

traitement et la protection légale leur étant accordés dans la société (2).

1) L'irresponsabilité pénale des malades mentaux

En premier lieu, il nous semble opportun de faire un bref rappel historique s'agissant du traitement judiciaire des malades mentaux en France. En 1791, le Code pénal exigeait déjà un élément intentionnel pour condamner quelqu'un pénalement. Cet élément faisant généralement faute dans le passage à l'acte des aliénés, ces derniers sont souvent considérés irresponsables de leurs actes.

C'est seulement avec l'ancien Code pénal de 1810 qu'a réellement été consacré le principe pérenne selon lequel une personne atteinte de démence au moment des faits ne peut être condamnée pénalement pour un crime ou un délit. L'article 64 dudit ancien Code disposait ainsi : « il n'y a ni crime ni délit lorsque le prévenu était en état de démence au temps de l'action, ou lorsqu'il a été contraint par une force à laquelle il n'a pu résister ». Cependant, la démence semblait constituer un champ trop restreint pour englober toutes les sortes de maladies mentales pouvant abolir le discernement.

Par la suite, la loi du 30 juin 1838 a consacré la reconnaissance légale d'espaces propres aux malades mentaux criminels. Dès lors, depuis le XIXe en France, toute personne entrant dans le champ d'application de ce type de dispositions est soustraite à son jugement et prise en charge par la psychiatrie.

En 1994, le Législateur semble amorcer une réponse aux critiques tenant au manque de précisions sur le sort judiciaire des accusés affectés de troubles mentaux. Le nouveau Code pénal qui remplace celui de 1810 consacre l'article 122- 1[1] qui vient enfin préciser la manière dont doit s'apprécier l'absence de discernement au moment des faits selon les termes suivants : « N'est pas pénalement responsable la personne qui était atteinte, au moment des faits, d'un trouble psychique ou neuropsychique ayant aboli son discernement ou le contrôle de ses actes.

La personne qui était atteinte, au moment des faits, d'un trouble psychique ou neuropsychique ayant altéré son discernement ou

---

[1] C. pén., art. 122-1

entravé le contrôle de ses actes demeure punissable. Toutefois, la juridiction tient compte de cette circonstance lorsqu'elle détermine la peine et en fixe le régime. Si est encourue une peine privative de liberté, celle-ci est réduite du tiers ou, en cas de crime puni de la réclusion criminelle ou de la détention criminelle à perpétuité, est ramenée à trente ans. La juridiction peut toutefois, par une décision spécialement motivée en matière correctionnelle, décider de ne pas appliquer cette diminution de peine. Lorsque, après avis médical, la juridiction considère que la nature du trouble le justifie, elle s'assure que la peine prononcée permette que le condamné fasse l'objet de soins adaptés à son état ».

Est alors clairement distingué le trouble mental qui a aboli le discernement, du trouble qui l'a seulement altéré. Dans le premier cas, la volonté n'était ni libre ni éclairée et ainsi, la responsabilité pénale n'est pas envisageable. Dans le second cas, la personne est considérée partiellement consciente de ses actes et en demeure alors responsable. L'altération peut seulement être considérée comme un motif d'atténuation de la responsabilité. Après ce bref rappel historique, il convient d'observer comment le juge applique concrètement cet article et quelles sont les conditions relatives au prononcé d'une telle irresponsabilité.

L'article susvisé pose d'abord une exigence temporelle. En effet, l'abolition du discernement doit se produire « au moment des faits ». Or, comment savoir, notamment lorsqu'on n'a pas été témoins des faits, qu'à l'instant où ils se sont produits le discernement était aboli ? Cette tâche qui consiste à prouver l'abolition du discernement au moment des faits est très complexe et incombe de ce fait aux experts-psychiatres de Justice. S'agissant de la preuve du trouble, il est important de signaler qu'il n'existe aucune présomption d'insanité. Cela signifie que l'existence du trouble doit elle aussi être démontrée. Normalement, la charge de la preuve d'un tel trouble repose sur la personne qui s'en prévaut mais le juge peut ordonner d'office des expertises. Concernant le trouble en lui-même, il doit s'agir d'un trouble psychiatrique recensé en tant que tel par les classifications mondialement reconnues. Par exemple, lorsqu'il s'agit seulement de « personnalités antisociales », elles n'exemptent pas de responsabilité à chaque fois. Par ailleurs, ce n'est pas parce qu'on a un diagnostic de maladie mentale que l'on sera automatiquement déclaré irresponsable. Cela relève notamment de l'appréciation du juge.

Il n'est vraiment pas simple d'établir l'irresponsabilité d'une personne et les juges ne peuvent la prononcer à leur guise. Ils doivent forcément tenir compte des exigences légales qui les lient. En outre, ils s'appuient sur les expertises même si celles-ci ne les lient pas. Autrement dit, en théorie on dit que les juges peuvent se détacher de l'expertise. Cependant, dans la pratique, la majorité des verdicts de non-lieu pour irresponsabilité sont prononcés sur la base de ces expertises, les juges ne pouvant s'improviser psychiatres.

Dès lors que nous avons cerné le champ et les modalités d'application de ce principe d'irresponsabilité pénale des malades mentaux, il est possible de s'intéresser aux conséquences d'une telle déclaration par le juge. Lorsqu'il estime que l'auteur du crime est irresponsable, le juge prononce un non-lieu, comme dans l'affaire Romain Dupuy que nous avons étudiée précédemment. Un arrêt de la Cour de cassation en date du 13 décembre 1956[1] a rappelé le principe selon lequel « il faut que la personne ait agi en conscience » pour être responsable. Néanmoins, dans le cas où il ne s'agit que d'une altération du discernement la personne est responsable mais voit sa peine atténuée en raison de son aliénation. Dans ce deuxième cas de figure, la peine prononcée par le juge est seulement égale au 2/3 de la peine encourue abstraitement.

Ce principe de droit pénal français ne cesse de faire l'objet de nombreuses critiques voire d'incompréhension, notamment de la part des familles de victimes. Suite à la très médiatisée affaire Halimi et son sort judiciaire scellé par l'arrêt de la chambre criminelle du 14 avril 2021 (n°20-80.135)[2], la loi du 24 janvier 2022 relative à la responsabilité pénale et à la sécurité intérieure[3] a été adoptée. Elle consacre les nouveaux articles 122-1-1 et 122-1-2 du Code pénal qui viennent limiter le champ de l'irresponsabilité pénale. Selon l'article 122-1-1[4], la personne est pénalement responsable lorsque l'abolition de son discernement résulte

---

[1] Cour de cassation, Chambre criminelle, du 13 décembre 1956, 55-05.772, Publié au bulletin

[2] Crim. 14 avr. 2021, n°20-80.135

[3] L. n°2022-52 du 24 janv. 2022, JO 25 janv.

[4] C. pén., art. 122-1-1

de la consommation volontaire, dans un temps très voisin de l'action, de substances psychoactives « dans le dessein de commettre l'infraction ou une infraction de même nature ou d'en faciliter la commission ». Le texte vise ceux qui chercheraient à se donner du courage de passer à l'action et à dépasser leurs craintes grâce à cette consommation. On pense notamment aux terroristes. Il n'en reste pas moins qu'il faudra réussir à prouver que la consommation de substances psychoactives est intervenue dans un temps très voisin de l'action, qu'elle est à l'origine de l'abolition temporaire du discernement ou du contrôle de ses actes (on parle de lien de causalité) et enfin qu'elle a été faite dans le dessein très précis de commettre l'infraction. Autant d'éléments qui seront selon nous difficiles à caractériser.

Quant à l'article 122-1-2[1], il prévoit l'exclusion de la diminution légale de peine pour la personne dont le discernement a été altéré temporairement au moment du passage à l'acte lorsque « cette altération résulte d'une consommation volontaire, de façon illicite ou manifestement excessive, de substances psychoactives ». Ainsi, la personne dont le discernement aura été altéré par une intoxication volontaire encourra les mêmes peines qu'un individu ne présentant aucun trouble psychique ou neuropsychique. Il n'est plus exigé ici que l'auteur ait consommé ces substances dans le but de commettre l'infraction, le lien de causalité entre la consommation et l'altération du discernement étant suffisant. Toutefois, il en demeure que cette consommation doit être illicite ou manifestement excessive. Concernant la prise de produits stupéfiants, son interdiction légale la rend de fait illicite. Mais concernant la consommation d'alcool ou la prise de médicaments, la condition d'une consommation « manifestement excessive » conduira le juge à apprécier de manière concrète ce que peut être une consommation raisonnable. Ainsi, au regard des conditions strictes ci-dessus évoquées, il est fort probable que ces nouvelles dispositions trouvent peu à s'appliquer. C'est pourquoi le législateur a également choisi de créer trois nouveaux délits qui répriment de manière autonome l'intoxication volontaire lorsqu'il en résulte des atteintes à la vie telles que l'homicide involontaire[2],

---

[1] C. pén., art. 122-1-2
[2] C. pén., art. 221-5-6

les actes de tortures et de barbarie ou violences volontaires[1] et le viol[2]. Ces nouvelles infractions auront vocation à s'appliquer en guise de rempart lorsque les dispositions des nouveaux articles 122-1-1 et 122-1-2 du Code pénal seront écartées.

Il en demeure qu'il est primordial de souligner que le prononcé d'une déclaration d'irresponsabilité pénale pour cause de trouble mental ne nie ni les faits, ni la culpabilité de la personne déclarée irresponsable qui en est à l'origine. Il faut comprendre que la sanction doit avoir une fonction pédagogique. Selon Hélène Poirier, « La défense sociale nouvelle prône le développement de sanctions non-répressives. Ainsi, la personne souffrant de trouble mental n'a pas sa place en prison. Elle doit faire l'objet de soins adaptés à son état[3] ».

Afin que l'opinion publique cesse d'interpréter l'irresponsabilité pénale comme une négation des faits et/ou de la tristesse des familles des victimes, il convient de rappeler que la notion de responsabilité se distingue de celle d'imputabilité. À ce titre, lorsque les preuves sont suffisantes contre une personne malade mentale et que l'infraction lui est imputable, les familles de victimes peuvent se tourner vers la justice civile. En droit civil, le principe jusnaturaliste de réparation intégrale du dommage causé à autrui ne tient pas compte de la notion de discernement. En ce sens, l'article 1240 du Code civil[4] dispose que « tout fait quelconque de l'homme, qui cause à autrui un dommage, oblige celui par la faute duquel il est arrivé à le réparer ». Le texte vise tout homme sans exception.

Aujourd'hui, à peu près 200 à 300 personnes par an sont jugées irresponsables en France. En dehors de tout procès, il semble désormais opportun de questionner la protection accordée aux malades mentaux et au respect de leur dignité.

---

[1] C. pén., art. 222-18-4

[2] C. pén., art. 222-26-2

[3] H. POIRIER. (2014). *Les troubles mentaux et la responsabilité criminelle*. Consulté le 5 novembre 2022, à l'adresse http://magfacteursante.com/les-troubles-mentaux-et-la-responsabilite-criminelle/

[4]art. 1240 du Code civil

2) La protection légale des malades mentaux

Afin de protéger les personnes vulnérables comme celles qui sont atteintes de maladie mentale, il existe de nombreuses infractions spécifiques à la situation de vulnérabilité de la victime. Certaines relèvent des atteintes à l'intégrité de la personne, d'autres de la mise en danger ou des atteintes à la dignité. Au sein des atteintes à l'intégrité de la personne se trouvent les violences habituelles sur personne vulnérable. « Les violences habituelles sur une personne dont la particulière vulnérabilité due à une déficience psychique est apparente ou connue de leur auteur sont sanctionnées différemment selon la gravité du résultat[1] ».

À titre d'exemple, on peut évoquer l'infraction de délaissement ou d'abus frauduleux de l'état d'ignorance ou de la situation de faiblesse d'une personne. Ainsi, « le délaissement, en un lieu quelconque, d'une personne qui n'est pas en mesure de se protéger en raison de son âge ou de son état physique ou psychique est puni de cinq ans d'emprisonnement et de 75 000 euros d'amende » (article 223-3 du Code pénal[2]).

De manière abstraite, la protection des aliénés semble bien ancrée. En réalité, de nombreuses atteintes à leur dignité se produisent en toute impunité. Il existe de nombreux récits de familles qui racontent la souffrance d'un proche hospitalisé en psychiatrie. Certains patients dits « dangereux » sont placés en isolement avec contention des quatre membres sans aucune distraction. Ces derniers sont aussi privés de toute visite médicale. Le plus choquant, c'est que la contention a parfois aussi été utilisée sur des patients qui n'étaient pas agressifs. Au-delà de l'enfermement, des traitements lourds et dangereux, rien ne nous semble susceptible d'améliorer la santé mentale dans ce type de traitement.

Par ailleurs, il en va de même pour les personnes malades détenues dans les annexes psychiatriques des centres pénitentiaires. On retrouve les mêmes conditions de détention qui sont déplorables. La Cour européenne des droits de l'Homme a

---

[1] S. GUIGUE (2011). *L'approche juridique du trouble mental*. Droit. Université Montpellier I, Français.

[2] C.pén., art.222-3

condamné à de multiples reprises ces atteintes sur le fondement de l'article 3 de la Convention interdisant les traitements inhumains et dégradants.

Dans l'arrêt Koutcherouk contre Ukraine[1] du 6 septembre 2007, le requérant atteint de schizophrénie chronique dénonce les mauvais traitements qu'il a subis durant sa détention. Il a été menotté en isolement et n'a pas reçu les soins adéquats. Selon la Cour, le fait de menotter le détenu pendant sept jours « alors que l'individu avait une maladie mentale, et ce sans justification psychiatrique ni traitement médical » constitue en un traitement inhumain et dégradant. Elle estime en outre que le placement du détenu en isolement laisse penser que les autorités internes ne lui avaient pas fourni les soins médicaux appropriés ; elle conclut à la violation de l'article 3. La Cour, dès qu'elle en a l'occasion, rappelle aux juges internes qu'afin de statuer sur l'aptitude ou non d'une personne à la détention au vu de son état, « trois éléments particuliers doivent être pris en considération : a) son état de santé, b) le caractère adéquat ou non des soins et traitements médicaux dispensés en détention, et c) l'opportunité de son maintien en détention compte tenu de son état de santé[2] ».

En outre, il nous tient à cœur d'évoquer le cas de l'hospitalisation sans consentement. La loi du 30 juin 1838 dite « loi Esquirol » est la première loi qui intègre au sein du droit français la prise en charge des troubles psychiatriques. Elle prévoit notamment deux modalités d'hospitalisation sans consentement qui sont le placement volontaire (par un tiers, généralement un membre de la famille) et le placement d'office (par l'autorité publique en cas de trouble à l'ordre public). Cette dernière perdure jusqu'en 1990. La loi n°90-527 du 27 juin 1990 relative aux droits et à la protection des personnes hospitalisées en raison de troubles mentaux et à leurs conditions d'hospitalisation consacre deux modes d'hospitalisation sans consentement qui sont l'hospitalisation à la demande d'un tiers (HDT) et l'hospitalisation d'office (HO). Elle encadre par ailleurs les sorties d'essai et l'hospitalisation dite « libre ».

---

[1] CEDH, Koutcherouk c. Ukraine, 6 SEPTEMBRE 2007

[2] CEDH, Sławomir Musiał c. Pologne, 20 janvier 2009

Puis la loi n°2011-803, modifiée par la loi n°2013-869 du 27 septembre 2013[1] introduit une nouvelle forme de prise en charge des soins psychiatriques sans consentement : les programmes de soins psychiatriques, encadrés par les articles L3211-2-1 et suivants du Code de la santé publique[2]. La demande de placement peut être effectuée soit par un tiers (membre de la famille en général), soit par le Préfet (autorité administrative) en cas de péril imminent. Bien que cette mesure soit nécessaire en cas de danger imminent pour protéger le malade et les autres, elle porte nécessairement atteinte à la liberté d'aller et venir. Cette liberté est fondamentale et dotée d'une valeur constitutionnelle. Elle prend appui sur les notions d'autonomie, de vie privée et de dignité de la personne[3].

Pour cette raison, la loi susvisée met aussi et surtout en place un contrôle systématique des hospitalisations complètes sans consentement d'une durée potentiellement supérieure à douze jours par le juge des libertés et de la détention (JLD) afin de garantir les droits fondamentaux des personnes en soins sans consentement. Le bien-fondé de la mesure de soins sans consentement s'apprécie au cours d'une période d'observation avec la production d'un certificat médical dans les 24 heures puis dans les 72 heures suivant l'admission du patient. Le juge des libertés et de la détention, saisi par le directeur de l'établissement hospitalier, vérifie au vu desdits certificats que l'hospitalisation complète sans consentement est adaptée, nécessaire et proportionnée aux objectifs de soins poursuivis. Au terme du contrôle qu'il opère, il peut prononcer la levée ou le maintien de l'hospitalisation. Sa décision est rendue après débat contradictoire, à l'issue d'une audience publique qui se déroule généralement à l'hôpital en présence d'un avocat venant représenter le patient.

---

[1] L. n° 2013-869 du 27 septembre 2013 modifiant certaines dispositions issues de la loi n° 2011-803 du 5 juillet 2011 relative aux droits et à la protection des personnes faisant l'objet de soins psychiatriques et aux modalités de leur prise en charge

[2] Code de la Santé publique, art. L3211-2-1 et suivants

[3] Conférence de consensus, *Liberté d'aller et venir dans les établissements sanitaires et médico-sociaux, et obligation de soins et de sécurité,* 24 et 25 novembre 2004 Paris (ministère des Solidarités, de la Santé et de la Famille

Nous observons que le droit intervient à nouveau afin de trancher des problématiques psychiatriques telles que l'évaluation de la dangerosité. Cependant, les magistrats ne reçoivent pas toujours de formation spécifique et suffisamment longue pour évaluer des questions de cet ordre. Il en reste que ce contrôle doit être effectif. Or, le travail du juge des libertés et de la détention ne se limite pas aux hospitalisations, il est conséquent et va bien au-delà ; la brièveté des entretiens avec les patients laisse entrevoir l'idée que le contrôle ne peut pas toujours être exercé de manière effective. Le constat actuel d'une crise de la justice évoque le quotidien de magistrats surmenés, luttant de toute leur force pour rendre une justice de qualité malgré un manque effroyable de temps et de moyens.

Le film-documentaire *12 jours* réalisé par Raymond Depardon[1] met en scène des extraits de cet échange humain entre le JLD et les patients placés sous contrainte. Le film a été tourné au sein de l'Hôpital psychiatrique Le Vinatier dans la banlieue lyonnaise et met en lumière de manière implicite les limites d'un tel dispositif. L'une des scènes les plus marquantes est celle dans laquelle une femme qui travaillait chez Orange a été placée d'office suite à un burn-out. Elle fait part au juge du sentiment d'indignité qu'elle a ressenti. Elle lui raconte que lors de son hospitalisation, elle a été attachée à un lit alors qu'elle était relativement calme et qu'elle a dû se dévêtir devant plusieurs membres du personnel médical.

Il apparait que les droits des personnes atteintes de maladie mentale ne sont pas toujours respectés et nous pouvons mesurer toute l'importance de cette intervention du juge.

Il nous semble désormais nécessaire de regarder d'un peu plus près l'organisation globale des établissements psychiatriques en France pouvant accueillir notamment des patients à l'origine d'infractions.

B. En psychiatrie

En 1986, c'est la naissance des services médico-psychologiques régionaux pour les malades mentaux criminels

---

[1] R. DEPARDON (2017). Film-documentaire. *12 jours.*

(SMPR). Depuis cette création, les soins psychiatriques qui étaient dispensés en prison sont confiés au Ministère de la Santé et relèvent d'une mission de service public de psychiatrie générale.

En parallèle, les établissements de santé déjà existants ouvrent des « unités hospitalières spécialement aménagées » (UHSA) ou « unités pour malades difficiles » (UMD). Les UHSA travaillent en lien direct avec les établissements pénitentiaires et sont créées en 2002 par la loi de programmation et d'orientation de la Justice[1]. Celles-ci ont pour mission de prendre en charge les détenus nécessitant des soins psychiatriques en hospitalisation complète. Selon les dispositions de l'article L3214-3 du Code la santé publique[2], un tel placement requiert la décision d'un représentant de l'État « au vu d'un certificat médical circonstancié ».

S'agissant cette fois des UMD, l'article R3222-1 du Code de la Santé publique dispose que : « Les unités pour malades difficiles accueillent des patients relevant de soins psychiatriques sans consentement sous la forme d'une hospitalisation complète en application des chapitres III et IV du titre Ier du livre II de la troisième partie du présent code ou de l'article 706-135 du code de procédure pénale et dont l'état de santé requiert la mise en œuvre, sur proposition médicale et dans un but thérapeutique, de protocoles de soins intensifs et de mesures de sécurité particulières[3] ».

Après cette présentation des institutions se chargeant de l'hospitalisation des malades mentaux qui sont parfois auteurs d'infractions, nous souhaitons connaitre le mode vie des patients et les éventuelles activités qui leur sont prodiguées. Dans le film *12 jours* que nous avons déjà évoqué, les séquences parlent d'elles-mêmes. Il est possible de voir des patients « shootés » aux médicaments, qui font les cent pas dans des cours extérieures d'à peine 9 m² en enchaînant cigarette sur cigarette. Les patients semblent plutôt délaissés, oubliés…

Cependant, nous mentirions si nous disions qu'il en va ainsi dans tous les établissements. Dans certaines unités, au-delà du

---

[1] Loi n° 2002-1138 du 9 septembre 2002 d'orientation et de programmation pour la justice

[2] CSP, art. L3214-3

[3] CSP, art. R3222-1

soutien moral et psychologique, des infirmiers organisent de multiples activités. Les patients peuvent ainsi venir à des soirées dansantes ou encore à des barbecues. Des moments d'échange et de bonheur, permettant d'oublier un temps la maladie.

S'agissant des grandes villes comme Lyon ou Paris, le délaissement et le manque d'activités y sont plus fréquents. Cela est dû à la surpopulation des établissements et à leur manque de moyens. Une infirmière du Groupement hospitalier universitaire (GHU) de Paris psychiatrie et neurosciences interviewée[1] s'est exprimée à ce propos : « on veut suffisamment de personnels pour pouvoir écouter les patients et éviter des situations dramatiques où l'on se retrouve contraints de les enfermer ». Elle dénonce le manque de personnel et explique qu'il y a seulement deux infirmiers pour trente patients. Selon elle, il s'agit aujourd'hui d'une « dynamique industrielle » c'est-à-dire que les patients doivent sortir le plus rapidement possible afin de laisse leur place à d'autres. Elle poursuit en disant que cela engendre un risque de les voir hospitalisés à nouveau car « le travail de fond n'a pas été fait ». Le recours aux médicaments prime sur la mise en œuvre des thérapies.

La critique de cette infirmière n'est pas isolée car on décompte de nombreux mouvements de grève aujourd'hui. Un grand nombre des membres du personnel hospitalier sont en grève pour dénoncer ces conditions de travail, mettant de surcroit en danger les patients.

Après avoir évoqué les failles indéniables du système psychiatrique français, il convient d'envisager des solutions adaptées au cas particulier des criminels atteints de maladie mentale.

Paragraphe 2 : Ce qui devrait être (perspectives)

Nous allons ici rechercher les améliorations possibles selon les recommandations de professionnels. Nous commençons par

---

[1] (2019). *Psychiatrie : grève et manifestation pour « des soins plus humains ».* LEFIGARO. Consulté le 5 novembre 2022, à l'adresse https://www.lefigaro.fr/conjoncture/2019/01/22/20002-20190122ARTFIG00048-psychiatrie-greve-et-manifestation-pour-des-soins-plus-humains.php

aborder la remise en cause du système actuel de suivi des malades mentaux criminels (A).

Nous procédons ensuite à une sorte de comparaison aux systèmes étrangers en allant à la découverte de méthodes et de mesures qui ont fait leur preuve dans d'autres pays, notamment afin de s'en inspirer (B).

A. Remise en cause du système actuel

Au préalable, il est nécessaire d'exposer les griefs portés au système actuel (1). Nous verrons ensuite certaines recommandations ayant retenu toute notre attention (2).

1) Critiques de la prise en charge des malades mentaux

Tout d'abord, nous nous sommes aperçus que de vives critiques sont adressées à des mesures législatives propres aux malades mentaux. À titre d'exemple, la loi du 10 août 2007[1] renforçant la lutte contre la récidive généralise l'injonction de soins qui serait utilisée selon certains comme une méthode de réduction du risque chez des personnes même non-atteintes. La psychiatrie glisserait alors « progressivement de sa fonction thérapeutique vers un rôle de défense sociale ». Cette affirmation semble d'autant plus vraie quand on pense à la loi du 25 février 2008 que nous avons déjà abordée. Cette dernière est jugée d'aberrante pour beaucoup en ce qu'elle permet de « conserver des personnes – *en enfermement* - dont l'état est amendé, par peur de récidive ». Pour les auteurs de ces critiques, il s'agit là de deux mesures qui font courir à la psychiatrie le risque d'être instrumentalisée.

Un article de Caroline Protais[2], docteure en sociologie, interpelle sur la crise dans la prise en charge des malades mentaux criminels. Elle y explique qu'au début des années 90, on constate que les personnes atteintes de troubles mentaux représentent 24 % de la population carcérale. Elle explique qu'à partir de ce moment-là, des psychologues, journalistes et magistrats dénoncent les

[1] LOI n° 2007-1198 du 10 août 2007 renforçant la lutte contre la récidive des majeurs et des mineurs

[2] *Op.cit.*

« experts psychiatres responsabilisants » qui cautionnent « le dépérissement des fous en prison ».

Elle observe une tendance responsabilisante par la baisse de décisions rendues au visa de l'article 122-1 du Code pénal depuis 1984, alors même que la prison n'est pas un lieu adapté aux personnes atteintes de maladie mentale. Cette tendance responsabilisante trouve plusieurs explications selon elle. Elle dévoile dans un premier temps que selon certains experts, « la reconnaissance de responsabilité via le procès permettrait d'humaniser le malade en le reconnaissant comme un sujet de Droit et donc comme faisant partie de la société, de ne pas l'exposer à une longue hospitalisation jugée aliénante ».

Elle estime d'autre part que cette tendance trouve également un fondement économique. La réduction du nombre de places dans les hôpitaux conduirait les experts à être « plus précautionneux dans l'examen des possibilités de prise en charge des malades mentaux ». Ainsi, au nom de l'économie, des personnes malades se retrouvent enfermées dans des lieux non adaptés à leur santé mentale.

Enfin, un point est très important pour la sociologue : elle explique que les experts psychiatres ne sont pas les seuls responsables de la présence de malades mentaux en prison pour plusieurs raisons. Selon elle, un tiers des détenus relève de la détention provisoire, ce qui veut dire qu'ils n'ont pas encore fait l'objet d'une expertise psychiatrique. En outre, 74 % des détenus sont jugés en correctionnelle, là où les expertises ne sont pas obligatoires, « *a fortiori* en comparution immédiate ».

Afin de pallier les failles du système psychiatrique français, de nombreux psychiatres s'attellent à donner les meilleures recommandations possibles au Gouvernement. Nous souhaitons dès à présent partager celles-ci.

2) Recommandations de professionnels

Nous nous sommes appuyés sur les recommandations de la HAS présentées dans un rapport d'orientation de 2011[1] et demeurant d'actualité. Parmi ces recommandations, la HAS

[1] *Op.cit.*

rappelle d'abord que « quoi qu'il en soit des données générales ou statistiques, la prise en charge thérapeutique demeure une préoccupation singulière, individuelle ».

En d'autres termes, cela signifie qu'il n'existe pas de traitement universel de la maladie mentale. Certaines méthodes conviendront mieux à certains malades qu'à d'autres. Il faut alors prendre le temps de trouver le traitement le plus adapté à un individu. Le fait de donner le même traitement à plusieurs individus sans avoir pris le temps d'étudier leurs subjectivités peut s'avérer totalement inefficace, voire dangereux. La sur-médicamentation seule, sans aucun suivi thérapeutique adapté, ne semble pas être un traitement durable.

Au-delà des recommandations thérapeutiques et psychiatriques à proprement parler, la HAS pose son regard sur la stigmatisation dont les personnes atteintes de maladie mentale font objet. Elle recommande aux professionnels et aux décideurs politiques de faire savoir à la population en général que « les comportements de violence grave sont exceptionnels chez les personnes souffrant de troubles mentaux et qu'elles en sont plus souvent les victimes principales ». La stigmatisation n'aide en rien à la guérison en ce qu'elle réduit les personnes à leur maladie. Elle est déshumanisante. Or, nous avons déjà eu l'occasion de voir les atteintes qui peuvent se produire lorsque l'être humain déshumanise son prochain. Il faut alors chercher à élever les mentalités et à apprendre à chacun de nous la notion de tolérance. Ainsi, pour éviter les traitements inhumains ou dégradants des malades mentaux, la HAS explique qu'« il convient de bannir dans les médias et la communication au sens large les termes de « schizophrène », de « malade mental dangereux », de « récidive », d'« évasion », etc. pour leur préférer les termes « personne souffrant de troubles schizophréniques », « moment de violence au cours d'une maladie mentale », « rechute » […] ».

Le Docteur Benoist Jean semble rejoindre ces recommandations. Il met lui aussi en avant l'importance de la lutte contre la stigmatisation des malades mentaux dans son ouvrage *Logiques de la stigmatisation, éthique de déstigmatisation*, *L'Information psychiatrique,* de 2007[1]. Selon le médecin, « la lutte contre la stigmatisation des troubles psychiques peut participer à la prévention de la dangerosité, en permettant l'accomplissement d'un soin qui va au-delà du traitement de la maladie en visant à la réintégration du malade dans la société ».

La démarche de déstigmatisation apparait comme la pierre angulaire de l'approche sociale et psychiatrique des malades mentaux. Cette première solution ouvre la voie à d'autres solutions qu'il convient désormais d'étudier.

B. Les solutions observées à l'étranger

Différentes études ont permis d'observer qu'une prise en charge dès l'enfance permet de réduire les risques de maladies mentales et/ou de passage à l'acte. Il s'agit de vérifier cette affirmation pleine d'optimisme.

1) Une prévention dès le plus jeune âge

Nous rejoignons l'idée selon laquelle il est possible de guérir d'une maladie mentale et d'éviter certains passages à l'acte criminels. Pour cela, il semble primordial de repérer dès l'enfance les individus présentant des facteurs de risque d'être atteints de pathologies mentales et/ou d'avoir des comportements hétéro-agressifs. Indépendamment de tout bord politique, nous pouvons évoquer le projet de l'ex-Président de la République Nicolas Sarkozy qui a proposé en 2005 de repérer le plus tôt possible les difficultés des jeunes, notamment à partir de la maternelle. Une pétition a cependant fait annuler le projet, alors même que toutes les études internationales s'accordent à dire qu'il s'agit d'une solution efficace.

En effet, une enquête longitudinale nationale réalisée sur des enfants et des jeunes du Canada entre 1994 et 2008 par l'Institut canadien d'information sur la santé en 2015 a permis de constater que les enfants faisant état de difficultés émotionnelles de 4 à 8 ans

---

[1] J. BENOIST (2007). *Logiques de la stigmatisation, éthique de la déstigmatisation. L'information psychiatrique,* 83, 649-654. https://doi.org/10.3917/inpsy.8308.0649

étaient 4 fois plus susceptibles de faire état d'une dépression huit ans plus tard[1]. Nous avons vu précédemment que la dépression pouvait parfois conduire à un passage à l'acte lorsqu'elle était associée à d'autres facteurs prédisposants, notamment sociaux. Aussi, une enquête de 2015 sur la santé dans les collectivités canadiennes a constaté que : « la probabilité d'avoir des démêlés avec la police en raison d'un trouble mental [...] est beaucoup plus élevée chez les jeunes de 15 à 24 ans que chez les personnes de 45 ans et plus ». C'est pour cette raison qu'il faut essayer d'enrayer ce phénomène le plus tôt possible. La grande majorité des études convergent en ce sens.

Il est possible également de citer une étude de Knapp et al. de 2001 qui permet d'estimer qu'« étant donné qu'un grand nombre de ces problèmes font leur apparition à l'enfance ou à l'adolescence, la promotion de la santé mentale, la prévention et l'intervention précoce sont considérées comme des secteurs d'investissement clés tant du point de vue de la prévention du crime que de la santé publique[2] ».

En dehors de toute maladie mentale innée, nous ne pouvons pas nier que certains contextes socio-économiques sont plus prédisposants que d'autres à la criminalité ainsi qu'à la naissance de certains troubles. Et bien que nous nous sommes attachés tout au long de notre travail à dire que c'est le vécu d'un individu qui peut un jour le conduire à passer à l'acte, il y a des individus dont on peut craindre dès leur plus jeune âge qu'ils basculent plus tard vers la criminalité ou au moins vers la délinquance. Il est possible également de craindre que ces individus vivent de grands traumatismes et soient atteints de troubles mentaux.

S'agissant des jeunes enfants faisant déjà l'objet d'un diagnostic de maladie mentale, Leschied (psychologue) a mis au point des stratégies d'intervention en 2008. Selon lui, les services psychiatriques en charge de jeunes patients doivent être appropriés à leur âge et à leur sexe. Le docteur préconise le fait que ces services doivent être fondés sur les facteurs de risque, c'est-à-dire que les programmes de prévention doivent « incorporer les

---

[1] *Op.cit.*
[2] *Op.cit.*

éléments liés aux facteurs de risques pouvant toucher les jeunes atteints d'une maladie mentale[1] ».

Enfin, des examens recensés par le groupe de travail de l'American psychological association en 2008 (APA) montrent que les programmes de prévention destinés aux jeunes peuvent réduire les taux de problèmes comportementaux, sociaux, scolaires et psychologiques ultérieurs chez les participants[2]. À titre d'exemple, nous pouvons citer le cas de Beth Thomas, une enfant guérie de la sociopathie. Traumatisée dans sa petite enfance par les attouchements de son père biologique, elle déclarait vouloir tuer ses parents adoptifs. Elle a été prise en charge et hospitalisée à l'âge de 5 ans. Aujourd'hui, elle est infirmière et dispense des conférences inspirées de son vécu afin de dire qu'il est tout à fait possible de guérir si l'on est bien suivi dès l'enfance.

Il existe bien d'autres exemples qui méritent que l'on s'y intéresse dès maintenant. Ils sont pour la plupart observés à l'étranger. Nous en avons peu trouvé en France ce qui rejoint les critiques que nous venons de faire quant au manque de moyens investis dans la Santé mentale en France.

2) Des interventions efficientes observées à l'étranger

Nous avons déjà eu l'occasion de pointer du doigt le manque de moyens investis par le Gouvernement français dans la santé mentale. Il est impossible de nier l'évidence qui consiste à dire que ce secteur demande beaucoup d'investissements de la part des États. Pour preuve, en 2016, la Commission de la santé mentale du Canada estime que le coût total des maladies mentales et des troubles mentaux pour l'économie canadienne se chiffre à bien au-dessus de 50 milliards de dollars par année ou près de 1400 dollars par personne vivant au Canada. Une autre analyse montre que près de 452 000 Canadiens de plus participeraient au marché du travail s'ils n'étaient pas touchés par la maladie mentale[3].

Face à cela, le Canada a mis en pratique plusieurs thérapies qui se sont avérées efficaces. Selon la gravité et la nature des troubles

---

[1] *Op.cit.*
[2] *Op.cit.*
[3] *Op.cit.*

devant être prévenus ou traités, différentes interventions peuvent être réalisées. Il a d'abord été mis en place en 2014 la Thérapie cognitivo-comportementale (TCC). Il s'agit d'une psychothérapie orientée vers l'enseignement de compétences qui vise à modifier la pensée et le comportement dysfonctionnels. La TCC s'est montrée efficace pour prévenir et traiter l'anxiété, les troubles dépressifs majeurs et ceux liés à l'utilisation de stupéfiants.

En outre, des programmes de formation des parents et de soutien familial sont réalisés. Ils portent sur les pratiques parentales et s'avèrent être un traitement efficace pour les enfants ayant des problèmes de conduite. Nous avons également découvert l'ASA (Apprentissage social et affectif). Il s'agit d'un programme qui aide les jeunes à gérer leurs émotions, à reconnaitre les points de vue des autres et à prendre des décisions responsables.

D'autres programmes canadiens sont testés aux États-Unis. On retrouve tout d'abord le programme de Kitzman et al « Nurse-family paternship » (NFP) réalisé sur les 0 à 20 ans. Il consiste en des visites de personnel infirmier au domicile de femmes à faible revenu qui vont avoir leur premier enfant. Ce programme met l'accent sur la prestation de soins, les comportements sains pour l'enfant et le développement de celui-ci. Les résultats obtenus font apparaitre « une réduction dans la consommation de drogues et dans la probabilité de faire état d'un trouble d'intériorisation chez les enfants du groupe expérimental[1] ».

Au même titre, il existe le « *Promoting alternative thinking strategies* » (PATHS) de Crean et Johnson réalisé sur des jeunes de 5 à 11 ans. Il s'agit d'une « initiative d'intervention scolaire axée sur l'apprentissage social et affectif[2] ». Le programme tend à réduire l'agressivité et les troubles du comportement des enfants du groupe. Les effets obtenus sont probants. Ils démontrent une réduction des problèmes de conduite, des symptômes du trouble de déficit de l'attention (hyperactivité) ainsi qu'une réduction de la délinquance et de la dépression.

On retrouve encore le « *Stop now and plan* » (SNAP) de Burke et Coeber sur les 6 à 11 ans en 2015. Ce programme figure au sein d'un manuel destiné aux enfants qui ont un comportement

---

[1] *Op.cit.*
[2] *Op.cit.*

perturbateur. Il explique comment s'arrêter avant d'agir, il pousse à réfléchir à toutes les externalités négatives possibles de nos actes. Les résultats obtenus indiquent en grande majorité une diminution de l'agressivité.

Au risque de paraître trop exhaustifs, il nous tenait à cœur d'évoquer la pluralité de programmes qui existent car ceux-ci se sont avérés efficients. Que peut-on retenir de fondamental dans ces programmes ? L'idée que leur effectivité est prouvée à ce jour. En effet, « des données probantes internationales montrent que les participants à ces programmes affichent des compétences sociales et affectives, des attitudes, un comportement et un rendement scolaire considérablement améliorés[1] ».

[1] *Op.cit.*

CONCLUSION

Les résultats ci-dessus donnent un certain espoir. Au cours de nos recherches, nous avons appris qu'il n'existe pas de causalité directe entre la maladie mentale et la criminalité. Parmi ceux des malades qui deviennent criminels, il existe des spécificités que nous avons tenté d'exposer. Dès lors que nous les avons cernées, il faut assurer chez les individus qui présentent ces spécificités un suivi accru. Cependant, un suivi accru ne doit pas rimer avec une stigmatisation et une prévention à l'extrême. La stigmatisation pousse à émettre des diagnostics de dangerosité des malades beaucoup trop hâtifs alors qu'il s'agit seulement de probabilités. Dès lors, la médecine apparait parfois instrumentalisée en considérant des innocents coupables par anticipation. Il ne faut pas oublier qu'il y a moins d'1 % de personnes atteintes d'un trouble mental à l'origine d'homicides. Les liens entre la maladie mentale et la criminalité demeurent à ce jour non avérés scientifiquement.

Aussi, il est primordial de se rappeler qu'il n'existe pas d'individus « anormaux ». Nous sommes justes des êtres qui ont des vécus différents et des manières différentes de vivre certains traumatismes. C'est déjà une injustice de la vie d'être atteint d'une maladie mentale mais c'est bien pire quand cette souffrance s'accompagne de celle due à la stigmatisation et au rejet. Les personnes malades souffrent avant tout. Dans *Le normal et le pathologique*[1], l'auteur dit très justement que « la maladie, c'est une autre allure de la vie et pas seulement l'anomalie voire la monstruosité ».

Pour les individus atteints de pathologie mentale dont on craint un jour qu'ils commettent un crime, nous avons émis plusieurs recommandations. Il convient d'insister sur la résilience et les facteurs de protection. Il faut également créer des environnements de soutien et participer à la réduction de la stigmatisation.

Le travail le plus important à fournir semble résider dans l'intervention sur les déterminants sociaux de la santé, l'inclusion sociale (appartenance), l'apprentissage social et affectif. Au lieu d'éloigner les individus présentant des risques de dangerosité pour

---

[1] G. CANGUILHEM. (2013). *Le normal et le pathologique*. Paris cedex 14, France : Presses universitaires de France.

la société, il faut aller dans le sens d'une démarche d'intégration. Pour nous, c'est l'exclusion qui conduit en grande partie au passage à l'acte.

Ainsi, il faut investir dans la santé mentale et dans la solidarité collective. Au risque d'avoir une vision trop utopique, il est vrai de dire que si la plupart des problèmes socio-économiques de notre société étaient résolus, il y aurait moins de malades et également moins de criminalité. Pourtant, des individus demeurent oubliés et reclus, alors même que nos sociétés sont basées sur le contrat social. Elles sont normalement fondées par l'inclusion et non pas l'exclusion des individus. Il faut aller à la rencontre de l'autre. Lors d'un séjour adapté au cours duquel nous étions animateurs, nous avons énormément appris aux côtés des malades et souhaitons leur rendre hommage. Ces personnes vous renvoient à votre humanité dénuée de toute hypocrisie.

Nous croyons qu'une diminution des facteurs sociaux de la criminalité est possible. Quant aux troubles innés, notamment s'ils sont appréhendés suffisamment tôt, ils ne conduisent pas nécessairement vers un passage à l'acte. Les effets d'un bon suivi ont été prouvés. Il s'agit désormais de tout mettre en œuvre…

RÉFÉRENCES BIBLIOGRAPHIQUES

Webographie (sources Internet)

P. SIVADON. *MALADIES MENTALES*, Encyclopædia Universalis (en ligne). Consulté le 1er novembre 2022, à l'adresse https://www.universalis.fr/encyclopedie/maladies-mentales/3-le-sort-des-malades-mentaux-avant-le-xxe-siecle/

Santé mentale, mis à jour le 8 octobre 2021, Santé publique France. Consulté le 1er novembre 2022, à l'adresse https://www.santepubliquefrance.fr/maladies-et-traumatismes/sante-mentale

F. TROMMENSCHLAGER. *La personnalité « paranoïaque »* (10 janvier 2015). Consulté le 2 novembre 2022 à l'adresse http://www.psy-luxeuil.fr/article-la-personnalite-paranoiaque-101764985.html

I. GIRARD. *Les maladies psychiatriques dans le crime* (21 mars 2021). Psycho-Criminologie. Consulté le 2 novembre 2022, à l'adresse https://www.psycho-criminologie.com/2018/01/les-maladies-psychiatriques-dans-le-crime.html

Psycom - Santé Mentale Info. (s. d.). *Focus Psycom*. Consulté le 3 novembre 2022, à l'adresse : http://www.psycom.org/actualites/focus-psycom/

Fédération pour la Recherche sur le Cerveau (FRC), *La Schizophrénie* (5 octobre 2020). Consulté le 3 novembre 2022, à l'adresse https://www.frcneurodon.org/la-schizophrenie/

Maladies mentales, violence, criminalité : les véritables chiffres - par M. BENEZECH et P. LE BIHAN (s. d.). Consulté le 3 novembre 2022, à l'adresse https://www.forumpsy.net/t644-maladies-mentales-violence-criminalite-les-veritables-chiffres-par-michel-benezech-et-patrick-le-bihan

W. CORYELL. *Trouble bipolaire* (31 octobre 2022), Manuels MSD pour le grand public. Consulté le 3 novembre 2022 à l'adresse https://www.msdmanuals.com/fr/accueil/troubles-mentaux/troubles-de-l%E2%80%99humeur/trouble-bipolaire

Nature des troubles bipolaires Définition Histoire La dépression La manie (s. d.). Troubles bipolaires. Consulté le 3 novembre 2022, à l'adresse https://www.troubles-bipolaires.com/maladie-bipolaire/nature-des-troubles-bipolaires/

Dr C. BAGOT (s. d.). *Hypomanie et Manie.* Consulté le 3 novembre 2022, à l'adresse https://www.docteurbagot.com/depression-et-bipolarite/hypomanie-et-manie/

C.GHEORHIEV (s. d.). *Dangerosité et maladie mentale.* Cairn.info. Consulté le 3 novembre 2022, à l'adresse https://www.cairn.info/revue-l- -psychiatrique-2008-10-page-941.htm

Dépression · Inserm, La science pour la santé (modifié le 06/12/2019 publié le 14/06/2017), Inserm. Consulté le 3 novembre 2022, à l'adresse https://www.inserm.fr/dossier/depression/

R. BADINTER. *La prison après la peine.* Le Monde. (7 janvier 2008). Consulté le 3 novembre 2022, à l'adresse https://www.lemonde.fr/idees/article/2007/11/27/la-prison-apres-la-peine-par-robert-badinter_982982_3232.html

C. PROTAIS. *La responsabilisation des malades mentaux criminels en France : origines et conséquences.* Rhizome n°56 – Prison, santé mentale et soin (avril 2015). Consulté le 3 novembre 2022, à l'adresse https://www.orspere-samdarra.com/2015/la-responsabilisation-des-malades-mentaux-criminels-en-france-origines-et-consequences/

W. (Jr.), INNOCENT (2017). *La maladie mentale existe-t-elle chez les Haïtiens ?* Selon Walter. https://selonwalter.com/la-maladie-mentale-existe-t-elle-chez-les-haitiens/

Résumé de recherche : *Prévention du crime Santé mentale, maladie mentale et criminalité chez les jeunes* (2017). Consulté le 3 novembre 2022, à l'adresse https://www.securitepublique.gc.ca/cnt/rsrcs/pblctns/2017-h01-cp/index-fr.aspx

Y.TERNON (2007). *Les médecins nazis*. Cairn.info. Consulté le 5 novembre 2022, à l'adresse https://www.cairn.info/revue-les-cahiers-de-la-shoah-2007-1-page-15.htm

J.-P. AZEMA (1989). *Les victimes du nazisme*. lhistoire.fr. Consulté le 5 novembre 2022, à l'adresse https://www.lhistoire.fr/les-victimes-du-nazisme

M. ALPOZZO (s.d). *Hannah Arendt et la « banalité du mal »*. Consulté le 5 novembre 2022, à l'adresse http://www.institut-ethique-contemporaine.org/article%2520ethique_arendt.html

P. R. SCOTTO (2019). *Enfants du djihad : ces fragiles « petits revenants »*. LExpress.fr. Consulté le 5 novembre 2022, à l'adresse https://www.lexpress.fr/actualite/societe/djihad-la-lente-reconstruction-des-petits-revenants_2055527.html

C. BELAÏCH (2018). *L'accueil plein d'écueils des « enfants du jihad »*, Libération. Consulté le 5 novembre 2022, à l'adresse https://www.liberation.fr/france/2018/02/15/l-accueil-plein-d-ecueils-des-enfants-du-jihad_1630042/

M. SOULA (2016, 23 février). *Récidive et illusion rétrospective*. Consulté le 5 novembre 2022, à l'adresse https://journals.openedition.org/criminocorpus/3178

http://www.justice.gouv.fr/include_htm/reforme_penale_chiffres_cles_plaquette.pdf, Consulté le 5 novembre 2022

C. MATHIOT (2017). *Non, les peines alternatives ne sont pas deux fois plus efficaces que la prison ferme*. Libération. Consulté le 5 novembre 2022, à l'adresse https://www.liberation.fr/desintox/2017/11/01/non-les-peines-alternatives-ne-sont-pas-deux-fois-plus-efficaces-que-la-prison-ferme_1607174/

M. DE ROBESPIERRE. *Discours sur la peine de mort*, prononcé devant l'Assemblée constituante le 30 mai 1791. Consulté le 5 novembre 2022, à l'adresse https://www.assemblee-nationale.fr/histoire/peinedemort/30_05_1791.asp

G. Laurencin (2015). *Condition carcérale et souffrance psychique.* Rhizome, 56, 7-8. Consulté le 5 novembre 2022, à l'adresse https://doi.org/10.3917/rhiz.056.0007

L. NOALI (2016). *La peine après la peine.* Consulté le 5 novembre 2022, à l'adresse https://journals.openedition.org/champpenal/9314

L. REDACTION (2018). *Ce point commun que partagent tous les tueurs en série.* Gentside. Consulté le 5 novembre 2022, à l'adresse https://www.gentside.com/societe/ce-point-commun-que-partagent-tous-les-tueurs-en-serie_art82498.html

P. LOUIS (2019). *5 caractéristiques que les criminologues ont décelées chez les tueurs en série, en êtes-vous un ?* Daily Geek Show. Consulté le 5 novembre 2022, à l'adresse https://dailygeekshow.com/reperer-tueur-serie/

Slate.fr (2019). *Les serial killers hommes et femmes choisissent leurs victimes différemment.* Consulté le 5 novembre 2022, à l'adresse https://www.slate.fr/story/174927/serial-killers-hommes-femmes-choix-victimes-different

M. LUCI (2016). *La psychopathologie des conduites criminelles.* Sciences Humaines. Consulté le 5 novembre 2022, à l'adresse https://www.scienceshumaines.com/la-psychopathologie-des-conduites-criminelles_fr_11204.html

J. BLORE (2022). *Dangerous Minds : Mental Illnesses of Infamous Criminals.* Forensics Colleges. Consulté le 5 novembre 2022, à l'adresse

https://www.forensicscolleges.com/blog/resources/dangerous-minds-criminal-mental-illness

http://www.psycho-criminologie.com/aileen-wuornos-la-demoiselle-de-la-mort.html, Consulté le 5 novembre 2022.

H. POIRIER. (2014). *Les troubles mentaux et la responsabilité criminelle.* Consulté le 5 novembre 2022, à l'adresse http://magfacteursante.com/les-troubles-mentaux-et-la-responsabilite-criminelle/

(2019). *Psychiatrie : grève et manifestation pour « des soins plus humains ».* LEFIGARO. Consulté le 5 novembre 2022, à l'adresse https://www.lefigaro.fr/conjoncture/2019/01/22/20002-20190122ARTFIG00048-psychiatrie-greve-et-manifestation-pour-des-soins-plus-humains.php

J.BENOIST. (2007). *Logiques de la stigmatisation, éthique de la destigmatisation. L'information psychiatrique,* 83, 649-654. https://doi.org/10.3917/inpsy.8308.0649

Rapports

Audition publique, *Dangerosité psychiatrique : étude et évaluation des facteurs de risque de violence hétéro-agressive chez les personnes ayant des troubles schizophréniques ou des troubles de l'humeur*, Rapport d'orientation de la Commission d'audition de la HAS de mars 2011 (en ligne). Consulté le 1er novembre 2022, à l'adresse https://www.has-sante.fr/upload/docs/application/pdf/2011-07/evaluation_de_la_dangerosite_psychiatrique_-_rapport_dorientation.pdf

N. BATIS, chargée d'études et d'analyses et C. LEMIERE, Secrétaire générale ASPH, *Santé mentale, maladie mentale, trouble mental : Mais de quoi parle-t-on ?* (10 juillet 2014). Consulté le 1er novembre 2022 à l'adresse https://psychaanalyse.com/

Fiche mémo, *Patient avec un trouble bipolaire : repérage et prise en charge initiale en premier recours*, Rapport d'élaboration par le Dr Joëlle Favre-Bonté, chef de projet, HAS juin 2015 (en ligne). Consulté le 3 novembre 2022, à l'adresse https://www.has-sante.fr/upload/docs/application/pdf/2015-10/fiche_memo_rapport_elaboration_trouble_bipolaire_mel.pdf

Bull. Acad. Natle Méd., 2014, 198, nos 4-5, 881-892, séance du 1er avril 2014. Consulté le 3 novembre 2022, à l'adresse http://www.academie-medecine.fr/wp-content/uploads/2016/01/tap-pages-de-881-%C3%A0-892.pdf

K. Hughes et al. (2015). *The mental health needs of gang-affiliated young people, a briefing produced as part of the Ending Gang and Youth Violence programme.* Londres : Public Health England

Rapport de la Commission à Madame le Garde des Sceaux, ministre de la Justice. *Le contrôle externe des établissements pénitentiaires,* juillet 1999. Consulté le 5 novembre 2022, à l'adresse
https://www.vie-publique.fr/sites/default/files/rapport/pdf/004001169.pdf

S. RICHARD-DEVANTOY, J.-P. DUFLOT, A.-S. CHOCARD, J.-P. LHUILLIER, J.-B. GARRE, et al. (2009). *Homicide et schizophrénie : à propos de 14 cas de schizophrénie issus d'une série de 210 dossiers d'expertises psychiatriques pénales pour homicide*. Annales Médico-psychologiques, Revue Psychiatrique, Elsevier Masson, 167 (8), pp.616. Consulté le 5 novembre 2022 à l'adresse https://hal.archives-ouvertes.fr/hal-00580178

N. DUNSIETH Jr, E. B NELSON, L. A BRUSMAN -LOVINS, J. L HOLCOMB et al. *Psychiatric and legal features of 113 men convicted of sexual offences*. J Clin Psychiatry 2004 ; 65 : 293-30. Consulté le 5 novembre 2022, à l'adresse https://www.has-sante.fr/upload/docs/application/pdf/2010-12/dangerosite_psychiatrique_-_textes_des_experts_-_v3mel.pdf

Conférence de consensus, *Liberté d'aller et venir dans les établissements sanitaires et médico-sociaux, et obligation de soins et de sécurité,* 24 et 25 novembre 2004 Paris (ministère des Solidarités, de la Santé et de la Famille

Ouvrages spécialisés

A.-B. CAIRE (2022). *Criminologie*. Ellipses.

DSM-5 : *Diagnostic and Statistical Manual of Mental Disorders*, 5th Edition (2022). Generic Tyzek.

D. ZAGURY (2008*). Humeur : les troubles de la personnalité sont-ils des maladies mentales ? L'information psychiatrique.* Volume 84

J.-L. SENNINGER. (2008). *Dangerosité psychiatrique*. Santé mentale.

J.-L. SENON, G. LOPEZ, R. CARIO et al. (2012). *Psychocriminologie*. Dunod, 2e édition.

A. BAUER (2013), *Dictionnaire amoureux du Crime*, Plon.

M. BENEZECH et P. LE BIHAN (2014). *Troubles graves de l'humeur et criminalité violente*, M.-L. BOURGEOIS, éd., *Les troubles bipolaires.* Lavoisier, pp. 231-239

J. DOUGLAS, M. OLSHAKER. (1995). *Mindhunter*. Traduction française. (1997). *Agent spécial du FBI, j'ai traqué des serial killers*. Éditions du Rocher, Monaco.

R. M. HOLMES et J. DE BURGER. (1989). *Serial Murder*. Newbury Park, Sage.

E. BLANCHE. (Première éd. 1878). *Des homicides commis par les aliénés*. Paris, Librairie de P. ASSELIN, réédité (multiples éditeurs).

J. LACAN (1975). *De la psychose paranoïaque dans ses rapports avec la personnalité*, suivi de Premiers écrits sur la paranoïa, Paris, Le Seuil.

A. LACASSAGNE. (1892). *Les sentiments primordiaux des criminels*, Actes du congrès d'anthropologie criminelle de Bruxelles, Bruxelles, F. Hayez, p. 240.

F. HAMON (1999). *Délinquance sexuelle et Crimes sexuels.* Masson.

Autres ouvrages

J.-P. SARTRE. (1944). *Huis clos : Pièce en un acte.* (Editions Gallimard, 2019).

G. CANGUILHEM. (2013). *Le normal et le pathologique*. Paris cedex 14, France : Presses universitaires de France.

H. ARENDT. (1966). *Eichmann à Jérusalem : rapport sur la banalité du mal* [« *Eichmann in Jerusalem* »]. Traduit par Anne Guérin en 1991, Gallimard, coll. « Folio Histoire » (no 32).

B. SCHNAPPER. *« La récidive, une obsession créatrice au XIXe siècle », XXIe Congrès de l'Association française de criminologie : le récidivisme*. Paris, PUF, 1983, *p. 26*

M. FOUCAULT. (1993). « Chapitre III. Le carcéral », dans : *Surveiller et punir*. Sous la direction de FOUCAULT Michel. Paris, Gallimard, « Tel ».

Mélanges en l'honneur de R. BADINTER. (2016). *L'exigence de justice.* Dalloz

M. H. STONE. (2009). *The anatomy of Evil.* Prometheus Books.

B. CYRULNIK. (1999). *Un merveilleux malheur*. Odile Jacob.

A. GARAPON et D. SALAS (1997). *La Justice et le mal*, propos de D. ZAGURY, « Le tueur en série », Paris, Odile Jacob.

R. D. HARE. (1993). *Without Conscience : The Disturbing World of Psychopaths Among Us.* New York Pocket Books, p. 23.

M. FOUCAULT. (1961). *Folie et Déraison. Histoire de la folie à l'âge classique*. Paris, Plon.

Articles de loi, règlement ou convention (normes juridiques)

LOI n° 2008-174 du 25 février 2008 relative à la rétention de sûreté et à la déclaration d'irresponsabilité pénale pour cause de trouble mental

C. Pén., art. 706-53-13

art. 6§2, Convention européenne des droits de l'homme (CEDH)

art. 7, CEDH

C. pén., art. 122-1

L. n°2022-52 du 24 janv. 2022, JO 25 janv.

C. pén., art. 122-1-1

C. pén., art. 122-1-2

C. pén., art. 221-5-6

C. pén., art. 222-18-4

C. pén., art. 222-26-2

C.civ., art. 1240

C.pén., art.222-3

L. n° 2013-869 du 27 septembre 2013 modifiant certaines dispositions issues de la loi n° 2011-803 du 5 juillet 2011 relative aux droits et à la protection des personnes faisant l'objet de soins psychiatriques et aux modalités de leur prise en charge

Code de la santé publique, art. L.3211-2-1 et suivants

Loi n° 2002-1138 du 9 septembre 2002 d'orientation et de programmation pour la justice

CSP, art. L3214-3

CSP, art. R3222-1

LOI n° 2007-1198 du 10 août 2007 renforçant la lutte contre la récidive des majeurs et des mineurs

Jurisprudence

Décision n° 94-343/344 DC du 27 juillet 1994. Conseil constitutionnel. Consulté le 5 novembre 2022, à l'adresse https://www.conseil-constitutionnel.fr/decision/1994/94343_344DC.htm

CEDH, 1re section, 17 février 2005, *AFFAIRE K.A. ET A.D. c. BELGIQUE*, n 42758/98;45 558/99

Cour de cassation, Chambre criminelle, du 13 décembre 1956, 55-05.772, Publié au bulletin

Crim. 14 avr. 2021, n°20-80.135

CEDH, Koutcherouk c. Ukraine, 6 septembre 2007

CEDH, Sławomir Musiał c. Pologne, 20 janvier 2009

Thèses et mémoires

C. FIDELLE (2010). *La criminalité des malades mentaux.* (https://docassas.u-paris2.fr/nuxeo/site/esupversions/6823a309-bb6a-4014-aaf4-52add5cf4c38?inline)

S. GUIGUE. *L'approche juridique du trouble mental.* Droit. Université Montpellier I, 2011. Français.

Œuvres artistiques

C. RIVOIRE. *Descente aux enfers* (s.d.) (sans publication)

C. POVEDA. (2009). Film-documentaire *La vida loca.*

R. DEPARDON (2017). Film-documentaire. *12 jours*

Table des matières

Structures éditoriales du groupe L'Harmattan

L'Harmattan Italie
Via degli Artisti, 15
10124 Torino
harmattan.italia@gmail.com

L'Harmattan Hongrie
Kossuth l. u. 14-16.
1053 Budapest
harmattan@harmattan.hu

L'Harmattan Sénégal
10 VDN en face Mermoz
BP 45034 Dakar-Fann
senharmattan@gmail.com

L'Harmattan Cameroun
TSINGA/FECAFOOT
BP 11486 Yaoundé
inkoukam@gmail.com

L'Harmattan Burkina Faso
Achille Somé – tengnule@hotmail.fr

L'Harmattan Guinée
Almamya, rue KA 028 OKB Agency
BP 3470 Conakry
harmattanguinee@yahoo.fr

L'Harmattan RDC
185, avenue Nyangwe
Commune de Lingwala – Kinshasa
matangilamusadila@yahoo.fr

L'Harmattan Congo
219, avenue Nelson Mandela
BP 2874 Brazzaville
harmattan.congo@yahoo.fr

L'Harmattan Mali
ACI 2000 - Immeuble Mgr Jean Marie Cisse
Bureau 10
BP 145 Bamako-Mali
mali@harmattan.fr

L'Harmattan Togo
Djidjole – Lomé
Maison Amela
face EPP BATOME
ddamela@aol.com

L'Harmattan Côte d'Ivoire
Résidence Karl – Cité des Arts
Abidjan-Cocody
03 BP 1588 Abidjan
espace_harmattan.ci@hotmail.fr

Nos librairies en France

Librairie internationale
16, rue des Écoles
75005 Paris
librairie.internationale@harmattan.fr
01 40 46 79 11
www.librairieharmattan.com

Librairie des savoirs
21, rue des Écoles
75005 Paris
librairie.sh@harmattan.fr
01 46 34 13 71
www.librairieharmattansh.com

Librairie Le Lucernaire
53, rue Notre-Dame-des-Champs
75006 Paris
librairie@lucernaire.fr
01 42 22 67 13

www.ingramcontent.com/pod-product-compliance
Lightning Source LLC
LaVergne TN
LVHW010945061026
849535LV00007B/2580